中国科学院教材建设专家委员会规划教材

全国高等医药院校规划教材

药学化学实验（Ⅱ）

主　编　王春华　　付彩霞　　孙居锋
副主编　马丽英　李洪娟　张怀斌　姜吉刚　刘为忠
编　委　（以姓氏笔画为序）

马丽英　王　雷　王春华　王晓艳　代现平　付彩霞
丛　蔚　李　凤　李洪娟　李嘉霖　刘为忠　孙居锋
张怀斌　胡　威　姜吉刚　赵　峰　赵红艳　荣先国
高宗华　侯桂革　黄玉玲　董秀丽　韩景田　魏光成

U0322698

科学出版社

北　京

内 容 简 介

为了培养既有扎实的理论基础、又有较强动手能力的应用型药学类专业人才，我们建立了一体化的药学化学实验教学体系：将无机化学、物理化学、分析化学和药物分析等实验内容融合为药学化学实验Ⅰ；将有机化学、药物化学、药物合成反应和天然药物化学实验融合为药学化学实验Ⅱ。药学化学实验Ⅱ以有机化学为起点，以药物制备为中心，循序渐进地介绍了药物合成制备和分离提纯的基本原理、实验技能和基本操作技术。

本书适用于高等医药院校药学、生物制药、制药工程、生物技术、医学检验、中药学等专业学生使用，也可用于其他专业的师生教学或科研工作参考。

图书在版编目（CIP）数据

药学化学实验(Ⅱ) / 王春华，付彩霞，孙居锋主编. —北京：科学出版社，2015.8
中国科学院教材建设专家委员会规划教材·全国高等医药院校规划教材
ISBN 978-7-03-045346-4
Ⅰ.①药… Ⅱ.①王… ②付… ③孙… Ⅲ.①药物化学–化学实验–医学院校–教材 Ⅳ.①R914-33
中国版本图书馆 CIP 数据核字 (2015) 第 185969 号

责任编辑：胡治国　王　超 / 责任校对：陈玉凤
责任印制：肖　兴 / 封面设计：陈　敬

科学出版社出版
北京东黄城根北街 16 号
邮政编码：100717
http://www.sciencep.com
新科印刷有限公司 印刷
科学出版社发行　各地新华书店经销
*
2015 年 8 月第 一 版　　开本：787×1092　1/16
2015 年 8 月第一次印刷　　印张：20
字数：480 000
定价：65.00 元(全二册)
（如有印装质量问题，我社负责调换）

前　言

　　化学是药学类专业的主干课程，为了培养既有扎实的理论基础、又有较强动手能力的"应用型"药学类专业人才，提高实验教学资源的利用率，我们建立了一体化的药学化学实验教学体系：将无机化学、物理化学、分析化学和药物分析等实验内容融合为药学化学实验（Ⅰ）；将有机化学、药物化学、药物合成反应和天然药物化学实验融合为药学化学实验（Ⅱ）。实验内容的编排由浅入深，由单一到综合，逐步增加实验难度，不仅使学生对药学化学实验有一个完整的认识，而且使学生在基本实验能力、综合应用能力和科研创新能力方面得到充分的训练。本教材注重化学知识技能在药学实践中的应用，能有效地解决单一课程开设实验所造成的知识技能支离破碎和部分实验内容交叉重叠所带来的资源浪费等弊端。

　　药学化学实验（Ⅱ）以有机化学为起点，以药物制备为中心，循序渐进地介绍了药物合成制备和分离提纯的基本原理、实验技能和基本操作技术。本书共分七个部分。第一部分：药学化学实验基础知识，包括常用玻璃仪器的洗涤、干燥和保养方法；第二部分：有机化学实验基本操作，包括蒸馏、色谱、电泳以及常用物理常数测定等技术；第三部分：有机化合物的性质实验，包括醇和酚、醛和酮、羧酸和羧酸衍生物及其取代羧酸、含氮有机化合物和糖类的性质；第四部分：合成实验，包括基础有机合成和药物合成及结构修饰；第五部分：天然药物的提取、分离和鉴定；第六部分：药物化学综合性实验；第七部分：设计性实验。附录部分列出了常见有机化合物的物理常数、常用显色剂配制方法、重要的手性药物拆分方法，供大家参考使用。

　　参加编写工作的有滨州医学院王春华、付彩霞、孙居锋、马丽英、李洪娟、张怀斌、姜吉刚、刘为忠、王雷、王晓艳、代现平、丛蔚、李凤、李嘉霖、孙居峰、胡威、赵峰、赵红艳、高宗华、侯桂革、黄玉玲、董秀丽、韩景田和魏光成，编写过程中参考和吸收了部分优秀教材内容，在此向有关作者及出版社表示衷心感谢。

　　本书适用于高等医药院校药学、生物制药、制药工程、生物技术、医学检验、中药学等专业学生使用，也可用于其他专业的师生教学或科研工作参考。

　　由于编者水平所限，在编写过程中难免存在问题，敬请读者提出宝贵意见。

编　者

2015 年 5 月

目　　录

第一部分　药学化学实验常识

1.1　药学化学实验的目的和要求

药学化学实验是药学化学教学的重要组成部分,其主要目的是通过实验教学,不仅使学生进一步理解药学化学的基本理论和基本方法,掌握药学专业所需的基本化学操作技能,更重要的是培养学生综合分析问题和解决问题的能力,使学生在科学方法上得到初步的训练,养成严谨求实的科学态度和耐心细致的工作作风,进而培养学生独立进行科学实验的能力。

具体要求是:掌握常压蒸馏、减压蒸馏、水蒸气蒸馏、重结晶、萃取、升华、色谱、电泳等分离技术;掌握熔点、沸点、折光率、旋光度等物理常数的测定方法;进一步理解和巩固各类有机化合物的结构、性质和鉴别方法;熟悉常见有机物和药物合成的反应原理、条件控制、产物纯化手段和鉴定方法;掌握天然药物提取分离、精制以及结构鉴定的操作技术。在已具备基本实验技能的前提下,通过综合性、设计性实验,全面了解药物的制备流程,掌握药物制备的相关原理和操作技术。要达到上述目的,需要学生做到以下几点:

(1)在实验前应认真预习实验内容,明确实验目的、原理、用途和注意事项,熟悉实验操作过程,安排好实验计划及各项准备工作。

(2)进入实验室后,首先应检查仪器是否完好,使用时应小心谨慎,避免损坏。出现故障应及时报告。

(3)在实验过程中,要严格按照实验方法进行操作,不能随意改变操作方法和试剂用量。

(4)实验中要认真操作,细心观察,如实准确地记录实验数据。要勤于思考,善于发现和解决实验中出现的问题。

(5)实验室要保持安静和清洁。不得在实验室中大声喧哗和随意走动。实验时要做到整洁有序,桌面、抽屉、水槽、地面、仪器等要保持干净,火柴梗、废纸等物应放入垃圾桶中,绝不能丢入水槽或下水道,以免堵塞。

(6)实验完毕后,应将仪器洗涤干净,并按要求摆放。要及时上交实验报告。

(7)实验同学要轮流值日。其职责是整理仪器,打扫实验室,检查水、电、煤气,关好门窗等。

1.2　药学化学实验室安全守则

药学化学实验需要使用各种试剂及仪器设备。不少试剂药品是易燃、易爆,或具有一定毒性的物质。不熟悉药品和仪器性能、违反操作规程和麻痹大意就可能发生中毒、火灾、爆炸、触电、割伤或仪器设备损坏等事故。为预防事故发生和正确处理危险事故，应熟悉实验室安全的基本知识。

（1）预习实验时，要了解所用仪器的性能和药品性质，对实验中可能出现的安全事故进行预测，制定出预防和处理事故的措施。

（2）实验开始前应检查仪器是否完好无损，安装是否稳妥，装置是否漏气等。在确保安全的情况下方可进行实验。

（3）实验进行时，不得擅自离开岗位，要注意观察实验的进行情况。

（4）当进行可能发生危险的实验时，要根据实验情况采取必要的安全措施，如戴防护眼镜、面罩或橡皮手套等。

（5）使用易燃、易爆药品时，应远离火源。

（6）实验试剂不得入口。严禁在实验室内吸烟或饮食，严禁把餐具带进实验室，更不能把实验器皿当作餐具。实验结束后要漱口、洗手。

（7）要熟悉灭火器材、砂箱以及急救药箱等的放置地点和使用方法，并妥善爱护。安全用具和急救药箱不准移作他用。

（8）一旦发生事故，要及时报告指导教师，并在教师指导下进行妥善处理。

1.3　事故的预防和处理

（1）玻璃割伤：药学化学实验室中最常见的外伤是由玻璃仪器破碎引发的。使用玻璃仪器时要轻拿轻放，不能对玻璃仪器的任何部位施加过度的压力。安装玻璃仪器时，最好用布片包裹；往玻璃管上连接橡皮管时，最好用水浸湿橡皮管的内口。发生割伤后，应先将伤口处的玻璃碎片取出，再用生理盐水将伤口洗净，轻伤可用"创可贴"，伤口较大时，用纱布包好伤口送医院治疗。割破血管，流血不止时，应先止血。具体方法是：在伤口上方5~10cm 处用绷带扎紧或用双手掐住，尽快送医院救治。

（2）药品的灼伤与处理：药品灼伤是由于操作者的皮肤触及到腐蚀性化学试剂所致。这些试剂包括：强酸类，特别是氢氟酸及其盐类；强碱类，如碱金属的氢化物、氢氧化物等；氧化剂类，如浓的过氧化氢、过硫酸盐等；还有如溴、钾、钠等某些单质。为防止药品灼伤，取用危险药品时，必须戴橡皮手套和防护眼镜。药品灼伤时，要根据药品性质及灼伤程度采取相应措施：被碱灼伤时，先用大量水冲洗，再用 1%~2%的乙酸或硼酸溶液冲洗，用水洗净后涂上烫伤膏；被酸灼伤时先用大量水冲洗，然后用 1%~2%的碳酸氢钠溶液冲洗，最后涂上烫伤膏；被溴灼伤时应立即用大量水冲洗，再用酒精擦洗或用2%的硫代硫酸钠溶液洗至灼伤处呈白色，然后涂上甘油或鱼肝油软膏；被金属钠灼伤时，先用乙醇擦洗，然后用水冲洗，最后涂上烫伤膏；以上这些物质一旦溅入眼睛中，应立即用大量水冲洗，并及时去医院治疗。

（3）防火防爆与灭火：实验室常见的易燃物包括：苯、甲苯、甲醇、乙醇、石油醚、丙酮等易燃液体，钾、钠等易燃易爆性固体，硝酸铵、硝酸钾、高氯酸、过氧化钠、过氧化氢、过氧化二苯甲酰等强氧化剂，氢气、乙炔等可燃性气体等。某些化合物容易发生爆炸，如过氧化物、芳香族多硝基化合物等，在受热或受到碰撞时均易发生爆炸。含过氧化物的乙醚在蒸馏时也有爆炸的危险。乙醇和浓硝酸混合在一起，会引起极强烈的爆炸等。为防止火灾和爆炸事故的发生，需要注意以下几点：热源附近严禁放置易燃物，严禁用一只酒精灯点燃另一只酒精灯，加热设备使用完毕时，必须立即关闭；不能用敞口容器加热和存放易燃、易挥发的试剂。倾倒或使用易燃试剂时，必须远离明火，最好在通风橱中进行；蒸发、蒸馏易燃液体时，不许使用明火直接加热，应根据沸点高低分别用水浴、油浴或砂浴等加热；在蒸发、蒸馏易燃液体过程中，要经常检查实验装置是否破损，是否被堵塞，如发现破损或堵塞应停止加热，将危险排除后再继续实验。要注意，常压蒸馏不能形成密闭系统，减压蒸馏不能用平底烧瓶、锥形瓶、薄壁试管等不耐压容器作为接收瓶或反应器；反应过于猛烈时，应适当控制加料速度和反应温度，必要时采取冷却措施；易燃易爆物若不慎外洒，必须迅速清扫干净，并注意室内通风换气；易燃易爆废物，不得倒入废液缸和垃圾桶中，应专门回收处理。

实验室起火或爆炸时，要立即切断电源，打开窗户，移走易燃物，然后根据起火或爆炸原因及火势采取正确方法灭火。地面或实验台着火，若火势不大，可用湿抹布或砂土扑灭。反应器内着火，可用灭火毯或湿抹布盖住瓶口灭火。有机溶剂和油脂类物质着火，火势小时，可用湿抹布或砂土扑灭，或撒上干燥的碳酸氢钠粉末灭火；火势大时，必须用灭火器扑灭。灭火器分二氧化碳灭火器、泡沫灭火器、四氯化碳灭火器等几种。二氧化碳灭火器是化学实验室最常用的灭火器。使用时，一手提灭火器，一手握在喷二氧化碳喇叭筒的把手上，打开开关，二氧化碳即可喷出。这种灭火器，灭火后危害小，特别适用于油脂、电器及其他较贵重的仪器着火时灭火。泡沫灭火器适用于油类着火，但污染严重，后处理麻烦；四氯化碳灭火器适用于扑灭电器设备、小范围的汽油、丙酮等着火，不能用于扑灭活泼金属钾、钠的着火；干粉灭火器的主要成分是碳酸氢钠等盐类物质，适用于油类、可燃性气体、电器设备、精密仪器、图书文件等物品的初期火灾。电源起火时，立即切断电源，用二氧化碳灭火器或四氯化碳灭火器灭火，四氯化碳蒸气有毒，应在空气流通的情况下使用。衣服着火，切勿奔跑，应迅速脱衣，用水浇灭；若火势过猛，应就地卧倒打滚灭火，或迅速以大量水扑灭。一旦发生烧伤，应立即用冷水冲洗、浸泡或湿敷受伤部位。如伤势较轻，涂上苦味酸或烫伤软膏即可；如伤势较重，应立即送医院治疗。

(4)安全用电：使用电器时，应防止人体与金属导电部分直接接触，不能用湿手或手握湿的物体接触电源插头。实验后应先关闭仪器开关，再将电源插头拔下。实验中如发现麻手等漏电情况发生，应立即报告指导教师。

(5)防中毒：化学实验所涉及的物质大部分具有毒性。Br_2、Cl_2、F_2、HBr、HCl、HF、SO_2、H_2S、$COCl_2$、NH_3、NO_2、PH_3、HCN、CO、O_3 和 BF_3 等均为有毒气体，具有窒息性或刺激性；强酸和强碱均会刺激皮肤，有腐蚀作用，会造成化学烧伤；无机氰化物、As_2O_3 等砷化物、$HgCl_2$ 等可溶性汞化合物为高毒性物质；大部分有机物如苯、甲醇、CS_2 等有机溶剂、芳香硝基化合物、苯酚、硫酸二甲酯、苯胺及其衍生物等均有较强的毒性。为避免中毒，操作中注意以下事项：只要实验允许，应选用毒性较小的溶剂，如石油醚、丙酮、乙醚等。进行有毒物质实验时，要在通风橱内进行，并保持室内良好通风；鉴别气体气味时，可用手轻轻将少量气流扇向鼻孔，切勿直接俯嗅所产生的气体；使用强腐蚀性试剂，如浓酸、浓碱，应谨慎操作，不要溅到衣服或皮肤上，取用这些试剂时应尽可能戴橡皮手套和防护眼镜；尽量避免手与有毒试剂直接接触。用移液管吸取时，必须用橡皮球操作；实验操作的任何时候都不得将瓶口、试管口等对着人的脸部，以防由于气体、液体等冲出造成伤害；实验过程中如发现头晕、无力、呼吸困难等症状，应立刻离开实验室，必要时应到医院就诊。

1.4　常用玻璃仪器介绍

(一) 普通玻璃仪器

常见的普通玻璃仪器有试管、烧杯、量筒等，如图 1-4-1 所示。

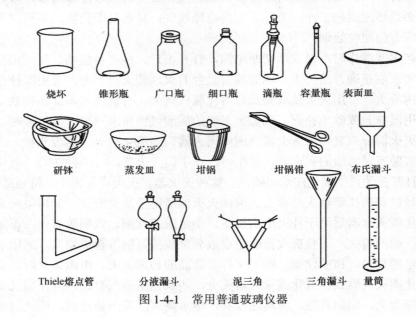

烧坏　　锥形瓶　　广口瓶　　细口瓶　　滴瓶　　容量瓶　　表面皿

研钵　　蒸发皿　　坩锅　　　坩锅钳　　布氏漏斗

Thiele熔点管　　分液漏斗　　泥三角　　三角漏斗　量筒

图 1-4-1　常用普通玻璃仪器

(二) 标准磨口仪器

在有机化学实验和药物合成中通常使用标准磨口的组合玻璃仪器，统称磨口仪器。这种仪器具有标准化、通用化和系列化等特点。相同标号的仪器之间可以互相连接，不同标号的仪器之间可以借助于相应标号的磨口接头而连接。连接过程可免去配塞子和钻孔等手续，还可避免反应物或产物被塞子所沾污。

标准磨口仪器中的标号是根据磨口的最大直径(以 mm 为单位)确定的，如∅19、∅14等。化学实验中常用的标准磨口仪器如图 1-4-2 所示。

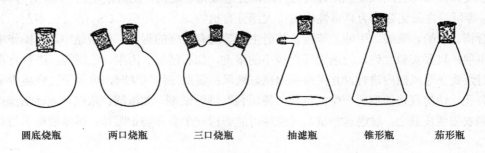

圆底烧瓶　　两口烧瓶　　三口烧瓶　　抽滤瓶　　锥形瓶　　茄形瓶

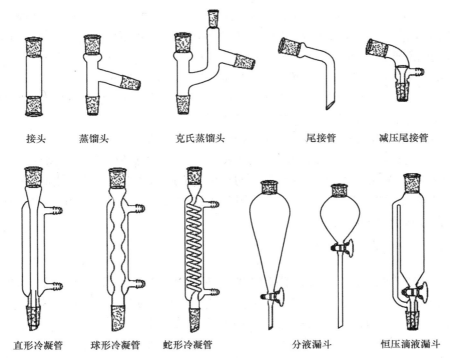

接头　　　蒸馏头　　　　克氏蒸馏头　　　　尾接管　　　减压尾接管

直形冷凝管　　球形冷凝管　　蛇形冷凝管　　　　分液漏斗　　　恒压滴液漏斗

图 1-4-2　常用标准磨口仪器

使用标准磨口仪器时应注意：

(1)为避免磨口漏气和粘连，应保持磨口处清洁。用后应立即拆卸洗净，散件存放。

(2)洗涤磨口时，避免使用含硬质磨料的去污粉擦洗，以免损坏磨口。

(3)常压下使用磨口仪器时，一般无需涂抹润滑剂。若反应物中有强碱，应在磨口处涂抹凡士林，以保护磨口不受腐蚀。在进行减压蒸馏时，应涂上真空油脂。从内磨口涂有润滑剂的仪器中倾出物料前，应先将磨口表面的润滑剂用有机溶剂擦拭干净，以免物料受到污染。

(4)磨口处所涂抹的油脂、凡士林等润滑剂未擦拭和洗涤干净时，不能用烘箱烘干，否则润滑剂会因烘烤变硬粘在磨口处而影响磨口质量。

(5)安装磨口仪器时注意相对角度，不能在角度有偏差时硬性装拆。应将磨口和磨塞轻轻对旋连接，不能用力过猛，以免损坏仪器。

1.5　常用仪器的洗涤、干燥与保养

(一)洗涤

实验用过的玻璃器皿必须立即洗涤，否则污垢黏附于器壁上难以清洗。器皿是否清洁的标志是：加水倒置，水顺着器壁流下，内壁被水均匀润湿，不挂水珠。洗涤的一般方法是用水、洗衣粉、去污粉刷洗。刷子是特制的，如瓶刷、烧杯刷、冷凝管刷等，但腐蚀性液体洗涤时不用刷子。洗涤玻璃器皿时不应用秃顶的毛刷，也不能用力过猛，它会擦伤玻璃甚至导致玻璃器皿破裂。若难于洗净，则可根据污垢的性质采用适当的洗液进行洗涤。

如果是酸性(或碱性)的污垢用碱性(或酸性)洗液洗涤；有机污垢用碱液或有机溶剂洗涤。

(1)铬酸洗液：这种洗液氧化性很强，对有机污垢破坏力很强。清洗方法：倾去器皿内的水，慢慢倒入洗液，转动器皿，使洗液充分浸润不干净的器壁，数分钟后把洗液倒回洗液瓶中，用自来水冲洗器皿。若壁上粘有少量碳化残渣，可加入少量洗液，浸泡一段时间后在小火上加热，直到冒出气泡，碳化残渣可被除去。当洗液颜色变绿，表示洗液已失效应该经处理后弃去，不可倒回洗液瓶中。

(2)盐酸：用浓盐酸可以洗去附着在器壁上的二氧化锰或碳酸盐等污垢。

(3)碱液和合成洗涤液：碱液和合成洗涤液用于洗涤油脂和一些有机物(如有机酸)。

(4)有机溶剂洗涤液：当胶状或焦油状的有机污垢用上述方法不能洗去时，可选用丙酮、乙醚、苯浸泡，要加盖以免溶剂挥发。或用 NaOH 的乙醇溶液亦可。由于有机溶剂价格较高，只有在特殊情况下才使用。

(二)干燥

有机化学实验经常使用干燥的玻璃仪器，故应养成在每次实验后立即把玻璃仪器洗净、倒置使之干燥的习惯，以便下次实验使用。干燥玻璃仪器的方法有下列几种。

(1)自然风干：自然风干是指把已洗净的仪器置于干燥架上自然风干，这是常用且简单的方法。但必须注意，如玻璃仪器洗得不够干净，水珠便不易流下，干燥就会较为缓慢。

(2)烘干：把玻璃器皿按顺序从上层往下层放入烘箱烘干，器皿口向上。带有磨口玻璃塞的仪器，必须取下活塞，再行烘干。烘干温度保持在 $100\sim105℃$，约 0.5h，待降至室温后取出，切不可趁热取出，以免破裂。烘箱已工作时不可再往上层放入湿的器皿，以免水滴下落，使热的器皿骤冷而破裂。

(3)吹干：有时仪器洗涤后需立即使用，可进行吹干。吹干的方法有两种，一种是直接吹干；另一种是先将水尽量沥干，加入少量丙酮或乙醇摇洗，倾出溶剂后，用压缩空气或电吹风通入冷风吹 $1\sim2min$，待大部分溶剂挥发后，再吹入热风至完全干燥为止，最后吹冷风使仪器逐渐冷却。

(三)保养

有机化学实验用的各种玻璃仪器的性能不同，必须掌握它们的性能、保养和洗涤方法，才能正确使用，保证实验效果，避免不必要的损失。下面介绍几种常用玻璃仪器的保养和清洗方法。

(1)温度计：温度计水银球部位的玻璃很薄，容易破碎，使用时要特别小心。不能用温度计当搅拌棒使用；不能测定超过温度计的最高刻度的温度；不能把温度计长时间放在高温的溶剂中，否则，会使水银球变形，读数不准。

温度计用后要让它慢慢冷却，特别在测量高温之后，切不可立即用水冲洗，否则玻璃会破裂，或水银柱断裂。应将温度计悬挂在铁架台上，待冷却后把它洗净、擦干，放回温度计盒内。

(2)冷凝管：冷凝管分为直形冷凝管、蛇形冷凝管和球形冷凝管等，如图 1-4-2 所示。冷凝管通水后重量显著增加，使用时需要用铁夹固定。内外管都是玻璃质地的冷凝管不适合高温蒸馏。

洗涤冷凝管要用特制的长毛刷，如用洗涤液或有机溶液洗涤时，则用软木塞塞住一端。冷凝管不用时，应直立放置，使之干燥。

(3)分液漏斗：分液漏斗的活塞和盖子需配套使用，不能相互调换，以防漏液。用后要在活塞或盖子与磨砂口之间垫一纸片，以免粘连难于打开。

(4)砂芯漏斗：砂芯漏斗在使用后应立即用水冲洗，否则，难于洗净。砂滤孔径较大的可急水冲洗，孔径较小的可抽滤冲洗。

(5)厚壁玻璃仪器：厚壁玻璃仪器如抽滤瓶等不能加热；薄壁玻璃仪器如锥形瓶、平底烧瓶等不能用于减压实验；广口容器如烧杯、广口瓶不可存放易燃液体；计量容器如量筒、量杯不能高温加热。

1.6 实验报告格式

实验报告封面见图1-6-1，实验报告第二页应列出一学期的实验项目，见图1-6-2。

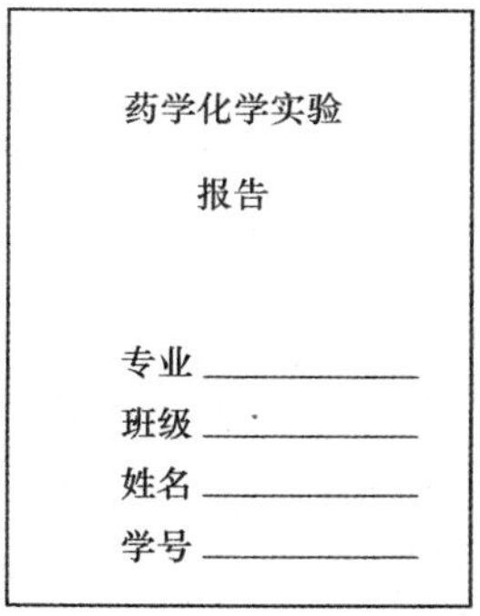

药学化学实验

报告

专业 ＿＿＿＿＿＿

班级 ＿＿＿＿＿＿

姓名 ＿＿＿＿＿＿

学号 ＿＿＿＿＿＿

图 1-6-1 实验报告封面

序号	实验项目	成绩	指导教师
1			
2			
3			
4			
5			
6			
…			

图 1-6-2 实验项目列表

普通实验报告内容通常按下列格式书写：

(1)目的要求：明确实验的具体任务和目的。

(2)基本原理：写出简要原理、公式及其应用条件，避免照抄实验讲义。

(3)实验器材：记录主要仪器的名称、型号和实验药品的名称及浓度。

(4)实验步骤：明确实验操作的总体思路，写出简明操作步骤和注意事项，如实记录原始数据，避免照抄实验讲义中的实验步骤，禁止捏造及抄袭他人实验数据。

(5)结果与讨论：写出实验结果，并对结果进行分析。物理常数测定实验要报告结果平均值及标准偏差。

(6)问题与思考：认真记录实验中的异常现象并分析原因，提出改进办法与建议，回答课后思考题。

第二部分　有机化学实验的基本操作

基本操作包括物理常数测定、分离提纯技术及模型作业。通过这部分实验使学生掌握熔点、沸点、旋光度、折射率等常用物理常数测定的实验技术；掌握常压蒸馏、减压蒸馏、水蒸气蒸馏、色谱、电泳等分离和提纯方法；理解同分异构现象，建立有机化合物分子立体结构的概念，明确异构体所具有的特有性质。

实验一　熔点和沸点的测定

一、目的要求

(1)掌握熔点、沸点测定的原理和意义。
(2)熟悉熔点及沸点(微量法)的测定方法。

二、实验原理

物质被加热到一定温度时，将从固态转变为液态，此时的温度称为该物质的熔点。纯净的固态有机化合物一般都有固定的熔点，初熔至全熔的温度差(即熔点距)一般在 $0.5\sim1℃$，如果该物质含有杂质，则其熔点往往较纯品低，且熔点距也较大。据此，可通过熔点的测定鉴别物质的纯度并进行定性鉴别。测定熔点的方法有毛细管熔点测定法和显微熔点测定法。实验室常用毛细管熔点测定法。

当给液体加热时，随着温度的升高液体的蒸气压增大，当蒸气压与外界大气压力相等时，液体便开始沸腾，此时的温度称为液体的沸点。液体的沸点与外压有关，外压越大，沸点越高。外界压力等于标准大气压力(101 325Pa)时的沸点称为正常沸点。通常所说的液体的沸点即为正常沸点。纯净的液体有固定的沸点，而混合液体的沸点是一个温度范围，因此可以用测定沸点来鉴别化合物是否纯净。但需要注意的是具有固定沸点的液体不一定是纯净的化合物，因为某些物质可以形成共沸混合物，例如，68%的乙醇溶液和 32%的甲苯形成的二元共沸化合物，在 76.7℃沸腾。它们虽有固定的沸点，但不是纯净化合物。能够形成共沸物的混合液体不能用常压蒸馏法分开。

三、实验器材及试剂

1. 器材　熔点测定管，毛细管，温度计(150℃)，酒精灯，表面皿，小橡皮圈，玻璃管，小试管。
2. 试剂　甘油，尿素，苯甲酸，尿素和苯甲酸混合物，无水乙醇，燃用酒精。

四、实验步骤

(一)熔点测定

1. 毛细管封口　将毛细管的一端置于酒精灯的外焰，慢慢转动加热，玻璃因熔融而封口，转速必须一致，使封口处厚薄均匀(注意检查封口是否严密)。按上述方法封好毛细管六根。

2. 样品填装　将少量研细的样品[①]堆置于干净的表面皿上，将毛细管开口的一端插入其中，样品就被挤压入毛细管中。然后将粘在毛细管外面的样品擦净，再把毛细管口朝上，投入竖直的长约 30～50cm 的玻璃管中，使其自然下落，重复几次，使样品沉入毛细管底部。样品要装得均匀、结实，高度约为 2～3mm。按上述方法分别装入苯甲酸、尿素、苯甲酸和尿素混合物样品各两根。

3. 仪器安装　在熔点测定管中倒入甘油，其高度与侧管上口之上沿相平。将熔点测定管夹于铁架台上，管口配好一个带缺口的软木塞，其中插入一支温度计，缺口对准温度计的刻度，便于观察温度。使温度计的水银球位于熔点测定管两侧管中间，把装入样品的毛细管上端用橡皮圈套在温度计上。毛细管下端有样品部分应紧靠在温度计水银球中部，橡皮圈不要触到浴液，如图2-1-1 所示。

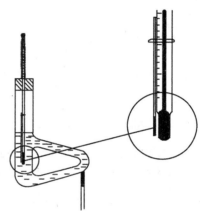

图 2-1-1　熔点测定装置

4. 熔点测定　仪器装好后，用小火在图 2-1-1 所示部位加热。先进行粗测，按每分钟 5～6℃的速度加热升高温度，当毛细管中的样品刚出现塌落时，表示样品开始熔化，记下初熔的温度，待样品变得透明时，表示完全熔化，记录下全熔时的温度，这样可得出不十分准确的熔点。室温下自然冷却，待浴液温度降至低于样品熔点 20～25℃以下时，再另取一根装好同样样品的毛细管进行精测。开始时升高温度的速度可以稍快，到距离熔点 10～15℃时，调节火焰，使温度上升速度约为每分钟 1～2℃。仔细观察毛细管中被测物质的变化。记下样品开始塌落和润湿并出现微小液滴时(初熔)和固体完全消失(全熔)的温度，即为被测物质的熔点。例如，某物质在 121.6℃时初熔，122.4℃时全熔，熔点应记录为 121.6～122.4℃。

(二)微量法测沸点

取直径 4～5mm、长 5～6cm 的小试管一支，在试管内加入 2～3 滴无水乙醇，然后在试管内放入一根直径约 1mm、长约 7～8cm 上端封闭的毛细管。将试管用橡皮圈固定在温度计的一侧，调整试管高度使液体中部与水银球中间相平。将整套装置放入装有水的熔点测定管中。实验装置如图 2-1-1 所示，将浴液慢慢加热，使温度均匀上升，当温度达到样品的沸点时，可以看到小试管下端断续地有小气泡冒出。当小试管内出现大量快速而连续

①被测样品必须要干燥并研成极细的粉末，才能紧密地填充在毛细管地底部，使导热迅速均匀，结果才准确。

的气泡时，说明毛细管内的空气已完全被乙醇蒸气所换出，此时立即停止加热。随着温度的降低，气泡逐渐减少，记录下最后一个气泡刚欲缩回毛细管中时的温度。此时液体的蒸气压与大气压相等，该温度就是被测液体的沸点。粗测，精测各一次，记录无水乙醇和燃用酒精的沸点。

五、注意事项

(1) 毛细管中的样品填装要均匀、结实。
(2) 温度控制熔点测定的关键，升温速度开始时可以稍快，接近熔点时要渐慢。
(3) 仪器安装时要注意浴液的用量，样品管、温度计的安装位置以及熔点测定管的加热部位。

六、思考题

(1) 影响熔点、沸点测定的因素有哪些？
(2) 有 A、B、C 三种样品，其熔点都是 148～149℃，如何判断它们是否为同一物质？

附：微量熔点测定仪

用毛细管法测定熔点，虽然装置简单，但样品用量大，且不能观察样品在加热过程中的形态变化。为了克服这些缺点，可用显微微量装置，实验室常用的是考费勒微量熔点测定仪，其仪器装置如图 2-1-2 所示。

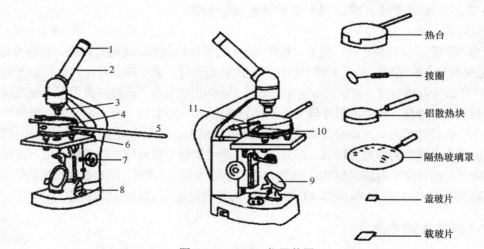

图 2-1-2　Kofler 仪器装置

1. 目镜；2. 棱镜检偏部件；3. 物镜；4. 热台；5. 温度计；6. 载热台；
7. 粗动手轮；8. 止紧螺钉；9. 反光镜；10. 拨动圈；11. 隔热玻璃罩

测定熔点时，将微量待测样品放在载玻片上，使其位于电热板的中心空洞上，用盖玻片盖住样品，放上隔热玻璃罩。调节镜头，使显微镜焦点对准样品，开启加热器，用可变电阻调节加热速度。当温度接近样品的熔点时，控制温度上升的速度为 $1～2℃ \cdot min^{-1}$。当样品棱角变圆时记录温度，直到结晶完全消失。

熔点测完后，停止加热，用镊子移去隔热玻璃罩及载玻片，将铝散热块盖在加热板上使载热台快速冷却，然后清洗玻片备用。

实验二　常压蒸馏

一、目的要求

(1)掌握常压蒸馏的原理及其基本操作方法。
(2)了解常压蒸馏及沸点测定的应用。

二、实验原理

液体加热变为蒸气，然后使蒸气冷却凝结为液体，这两个过程的联合操作称为蒸馏。蒸馏是分离液体混合物的常用方法。由于低沸点物易挥发，高沸点物难挥发，固体物更难挥发。通过蒸馏可把沸点相差较大(30℃以上)的两种或两种以上的液体混合物逐一分开，也可将易挥发物和难挥发物分开，达到纯化的目的；除此之外，借助蒸馏还可以测定液体化合物的沸点，以鉴定其纯度。

常压蒸馏的方法不能分离共沸混合物，如乙醇和甲苯形成的二元共沸物含有68%的乙醇溶液和32%的甲苯，在76.7℃沸腾；乙醇与水形成的二元共沸物中含有95.5%的乙醇溶液和4.5%的水，在78.1℃沸腾。它们具有固定的沸点，不能用常压蒸馏法分开。

单次蒸馏(简单蒸馏)只能使液体混合物得到初步的分离。为了获得高纯度的产品，理论上可采用分馏和精馏的方法，即将简单蒸馏得到的馏出液和混合液再经多次汽化和冷凝，以得到纯度更高的物质。在实验室中，分馏常采用分馏柱来实现，而精馏需要专门的精馏塔来完成。

为了消除在蒸馏过程中的局部过热现象，防止暴沸，常加入素烧瓷片、沸石或一端封口的毛细管。如果加热前忘加沸石，应停止加热，待液体稍冷后再加。如果沸腾中途停止，则在重新加热前加入新的沸石。

自来水中常含有 K^+、Na^+、Ca^{2+}、Mg^{2+}、Cl^-、SO_4^{2-} 及某些气体等杂质。若用自来水配制溶液，这些杂质可能会与溶质分子发生反应，或者对实验产生干扰和影响。因此，溶液的配制都要用纯水。实验室用纯水通常是蒸馏水。由于绝大部分无机盐不易挥发，因此蒸馏可以去除绝大多数阴阳离子而得到纯净的蒸馏水。

三、实验器材及试剂

1. 器材　250ml 蒸馏瓶，蒸馏头，温度计套管，0～150℃温度计，直形冷凝管，尾接管，锥形瓶，铁架台，铁夹，电热套(或者铁圈，石棉网，酒精灯)，量筒，沸石，橡皮管，长颈漏斗。

2. 试剂　$0.1mol \cdot L^{-1}$ $AgNO_3$，$0.1mol \cdot L^{-1}$ $BaCl_2$，$0.1mol \cdot L^{-1}$ HNO_3，NH_3-NH_4Cl 缓冲溶液，铬黑 T 指示剂。

四、实验步骤

(一)仪器安装

常压蒸馏装置见图 2-2-1，一般由热源、蒸馏瓶、温度计、冷凝管、尾接管和接收器组成。仪器装配的顺序：从热源开始，由下而上，从左至右，依次安装。拆卸顺序与其相反。整个装置要求无论从正面或侧面观察，各仪器的轴线都要处在同一平面内。通入冷凝水，下端进水，上端出水。

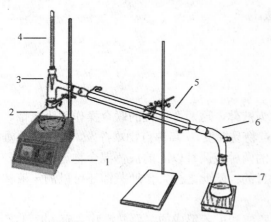

图 2-2-1　常压蒸馏装置
1. 电热套；2. 蒸馏瓶；3. 蒸馏头；4. 带套管的温度计；
5. 冷凝器；6. 尾接管；7. 接收器

(二)加入样品

蒸馏装置安装好后，将待蒸自来水 100ml 经长颈漏斗加入蒸馏瓶中，漏斗的下端须伸到蒸馏瓶支管以下，以防液体从支管流出。加入 3~5 粒沸石，装好温度计，注意：温度计插入的深度以其水银球上端部位恰好伸入到蒸馏头支管以下处为准。

(三)加热蒸馏

先打开冷凝水龙头，缓缓通入冷水，然后开始加热。调节热源温度，使蒸馏速度以每秒 1~2 滴为宜，此时温度计水银球上挂有液滴。

(四)拆除装置

蒸馏完毕，先撤除热源，待体系稍冷后关闭冷凝水，拆卸装置，洗净和收拾好仪器。

(五)水质检验

1. 酸度的检验　用精密 pH 试纸检验蒸馏水和自来水的酸度，若两者 pH 不同，分析产生差别的原因。

2. 氯离子、硫酸根离子的检验　取两支试管，各加蒸馏水 4ml，第一支试管中滴加 2 滴 $0.1mol \cdot L^{-1}$ HNO_3 和 2 滴 $0.1mol \cdot L^{-1}$ $AgNO_3$，第二支试管中加入 2 滴 $0.1mol \cdot L^{-1}$ $BaCl_2$ 溶液，振荡，观察现象。与自来水对照。

3. 钙离子、镁离子的检验　试管中加入蒸馏水 4ml，然后加入 1ml NH_3-NH_4Cl 缓冲溶液，摇匀后加入 2 滴铬黑 T，观察现象。用自来水加以对照。

五、注意事项

(1)常压蒸馏装置应通大气，决不能形成封闭系统，因为封闭系统在加热时会引起爆炸事故。
(2)为保证安全，蒸馏瓶内液体一般不能蒸干。

六、思考题

(1)蒸馏时，加入沸石为什么能防止暴沸？如果加热后才发现没加沸石怎么办？当重新蒸馏时，用过的沸石能否继续使用？

(2)蒸馏时，为什么先通水再加热？

实验三　减压蒸馏

一、目的要求

(1)学习减压蒸馏的基本原理。
(2)掌握旋转蒸发仪的操作技术。

二、实验原理

许多有机化合物，特别是高沸点（200℃以上）的有机物，若用常压蒸馏，往往在达到沸点之前就会受热反应，或因沸点太高难以蒸出。分离和提纯这类有机化合物，常采用减压蒸馏的方法。减压蒸馏是指在较低压力下进行的蒸馏。液体的沸点随外界压力的降低而降低，在实际操作中，化合物的沸点与压力的关系常用图 2-3-1 来估计。例如：乙酰乙酸乙酯常压下的沸点为 180℃，减压到 18mmHg 时，它的沸点是 B 线上 180℃的点与 C 线上 18mmHg 点连线并延长到与 A 线的交点，即乙酰乙酸乙酯 18mmHg 时的沸点约为 78℃。

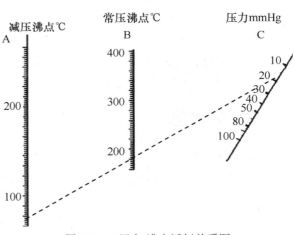

图 2-3-1　压力-沸点近似关系图

旋转蒸发仪是一种常用的减压蒸馏设备，结构如图 2-3-2 所示。

旋转蒸发仪主要由旋转蒸发仪主机、冷凝器、蒸馏瓶、接收瓶、恒温水浴和减压泵组成。蒸馏瓶是一个带有标准磨口的茄形瓶，通过冷凝器与减压泵相连，冷凝器下端与磨口接收瓶相连(图中 9)。在冷凝器与减压泵之间有一三通活塞(图中 12、13、14)，当体系与大气相通时，可以将蒸馏瓶、接收瓶取下，转移溶剂。工作时，蒸发器的旋转可产生汽化中心，因此蒸馏时不必加入沸石；同时旋转过程中料液附于瓶壁形成薄膜，蒸发面积增加，蒸发速率大大加快。旋转蒸发仪主要用于在减压条件下蒸馏易挥发性溶剂，尤其用于对萃取液的浓缩和色谱分离时溶剂的回收。

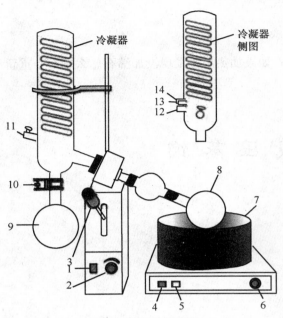

冷凝器

冷凝器侧图

14
13
12

11

10

9

8

7

3
1
2

4 5 6

图 2-3-2 旋转蒸发仪

1. 电源；2. 转速调节；3. 升降柄；4. 水浴锅电源；5. 指示灯；6. 温度调节；7. 恒温水浴锅；8. 蒸馏瓶；9. 接收瓶；10. 固定夹；11. 放气阀；12. 真空泵接口；13. 冷凝器进水口；14. 冷

三、实验器材及试剂

器材 旋转蒸发仪，乙酰乙酸乙酯。

四、实验步骤

按照图 2-3-2 将仪器各部分连接好，并检查气密性。仪器安装好后，加 20ml 乙酰乙酸乙酯于 50ml 蒸馏瓶中，通过升降柄调节茄形瓶的高度，通冷凝水后开启真空泵，关闭放气阀，抽气 1～2min，使真空度为 2.4KPa（18mmHg），保持稳定后开启旋转蒸发仪，调节恒温水浴温度至所需温度。

蒸发结束时，先停止加热，关闭旋转蒸发仪；再打开放气阀，关闭减压泵；取下接收瓶，回收馏出液。

五、注意事项

（1）蒸馏瓶中液体的量不超过烧瓶体积的 1/2。

（2）为保证良好的气密性，磨口仪器安装前均匀涂少量真空脂。

（3）实验过程中每隔一定时间要查看水槽中的水量，防止蒸干。

六、思考题

（1）在什么情况下必须采用减压蒸馏？

（2）减压蒸馏时采用旋转蒸发仪有什么好处？

实验四 水蒸气蒸馏

一、目的要求

（1）掌握水蒸气蒸馏的原理及操作技术。

（2）了解水蒸气蒸馏的使用范围及应用。

二、实验原理

某些有机物的沸点很高或在沸点前发生分解，这样就不能用常压蒸馏法进行分离提纯，但可采取低温蒸馏的方法达到分离提纯的目的：一是减压蒸馏，二是水蒸气蒸馏。水蒸气蒸馏是将水蒸气通入与水不相溶的有机物中，使该有机物在低于 100℃的温度下，随着水蒸气一起蒸馏出来的操作方法。根据道尔顿分压定律，完全不互溶双液系统的蒸气压比任一纯组分的高，沸点比任一组分的低。因此，水蒸气蒸馏能够在低于 100℃并且比被分离物质的常压沸点低得多的温度下将物质蒸馏出来。适用于水蒸气蒸馏的物质必须不溶或难溶于水；共沸时与水不发生化学反应；在 100℃左右时有一定的蒸气压(0.7～1.3kPa)。

三、实验器材及试剂

1. 器材　T 型管，螺旋夹，250ml 短颈圆底烧瓶，尾接管，铁架台(带铁夹)，100ml 长颈圆底烧瓶，直形冷凝器，100ml 烧杯，10ml 量筒。

2. 试剂　苯甲醛，蒸馏水。

四、实验步骤

(一)仪器安装

水蒸气蒸馏装置包括水蒸气发生器、蒸馏部分、冷凝部分和接收器四部分。

水蒸气发生器 A 通常是铁制的，也可用短颈圆底烧瓶(250ml)代替，瓶口配有两孔软木塞，一孔插入一根约 60～80cm 长的玻璃管，作为安全管，其底部距瓶底约 5mm(这样当烧瓶内部压力增大时，可使水沿安全管上升，以调节内压)；另一孔插入一蒸气导管，导管与 T 形管相连，T 形管接一橡皮管，并夹以螺旋夹。另取一只 100ml 长颈圆底烧瓶，使其位置约成 45º 角向水蒸气发生器 A 倾斜(避免烧瓶 B 内液体因溅跳而冲入冷凝管内)，并通过 T 形管与水蒸气发生器 A 相连。烧瓶 B 也配一个两孔软木塞，一孔插入一根离烧瓶底约 1 cm 的弯形蒸气导管；另一孔插入一根弯管(直径约 8mm)与冷凝器相连，弯管的下端以露出软木塞约 1cm 为宜，冷凝器的下端则通过尾接管与一个三角瓶相连，以收集馏液。全部装置如图 2-4-1 所示。

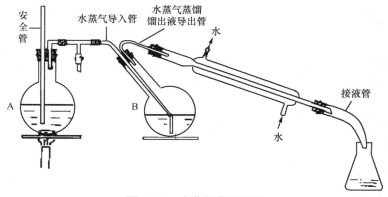

图 2-4-1　水蒸气蒸馏装置

(二)蒸馏

装置安装完毕后，取 2 毫升苯甲醛置于圆底烧瓶 B 中，加 15ml 蒸馏水，在水蒸气发生器 A 中加水，其量不超过发生器容量的 2/3。然后将塞子塞好加热，当水沸腾时立即关闭 T 形管螺旋夹，使蒸气经导管通入烧瓶 B 中而进行蒸馏，同时用小火将烧瓶 B 在石棉网上加热，以避免部分蒸气在烧瓶 B 中冷凝而增加水的体积。但要注意瓶内液体崩跳厉害时要停止加热[①]，蒸馏速度为每秒 2～3 滴为宜。

当蒸馏液无明显油珠、澄清透明时停止蒸馏，但必须先旋开螺旋夹，然后移开热源，以免发生倒吸现象。

五、注意事项

(1) 蒸馏瓶内混合物的体积应不超过瓶容积的 1/3，导入蒸气的玻璃管下端应伸到接近瓶底。

(2) 水蒸气发生器 A 上的安全管不宜太短，其下端应接近瓶底，距瓶底 5mm，盛水量通常为其容量的 1/2～2/3。

(3) 应尽量缩短烧瓶 A 与烧瓶 B 之间的距离，以减少水汽的冷凝。

(4) 开始蒸馏前应把 T 形管上的弹簧夹打开，当 T 形管的支管有水蒸气冲出时，接通冷凝水，开始通水蒸气，进行蒸馏。

六、思考题

(1) 水蒸气蒸馏时，圆底烧瓶内液体的量最多为多少？
(2) 水蒸气蒸馏装置中 T 形管的作用是什么？
(3) 在蒸馏完毕后，为何要先打开 T 形管螺旋夹方可停止加热？

实验五　折射率和旋光度的测定

一、目的要求

(1) 掌握折射率、旋光度的测定方法。
(2) 熟悉阿贝折射仪以及旋光仪的结构和测定原理。

二、实验原理

(一) 折射率

折射率同熔点、沸点一样是物质的特性常数，固体、液体和气体都有折射率。它可作为检验物质纯度的一种标准，也可用来鉴定未知物。

当光线由一种透明介质 A 进入另一种透明介质 B 时，由于光在两种介质中传播速

---

①蒸馏过程中，必须经常注意安全管水位是否正常，蒸馏瓶内混合物是否飞溅厉害或液体是否倒吸，如遇这些现象应立即旋开螺旋夹，然后移去热源，找出故障的原因，排除后再继续加热。

度不同,光的方向就会改变,这种现象称为光的折射。此时入射角(α)的正弦与折射角(β)的正弦之比为常数,此常数称为介质 B 的折射率（对介质 A）。折射率可用数学式表示如下:

$$n = \frac{\sin\alpha}{\sin\beta}$$

如果介质 A 对于介质 B 是光疏介质（介质 A 通常为空气）,则折射角 β 必小于入射角 α。当入射角 $\alpha=90°$ 时 (α_0),$\sin\alpha=1$,这时折射角达到最大值,称为临界角,用 β_0 表示（如图 2-5-1 所示）。则有:

$$n = \frac{1}{\sin\beta_0}$$

介质 B 不同,临界角也不同。根据临界角的大小,由上式便可计算不同物质的折射率。

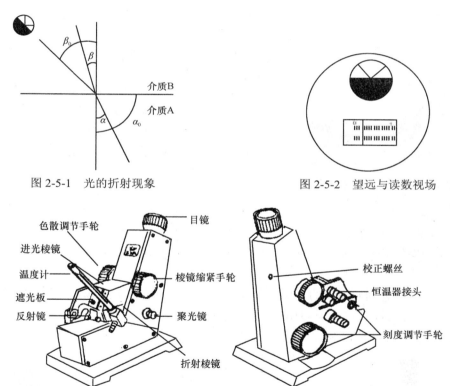

图 2-5-1　光的折射现象　　　　　图 2-5-2　望远与读数视场

图 2-5-3　WYA 型阿贝折射仪外形

为了测定临界角,阿贝折射仪采用了半明半暗的方法,即单色光由 0°～90° 的所有角度从介质 A 射入介质 B,这时介质 B 中临界角以内的区域均有光线通过,因而是明亮的;而临界角以外的全部区域没有光线通过,因而是暗的。明暗两区界线清楚,如果在介质 B 上方用一目镜观察就可看见一个界线十分清晰的半明半暗的图像,图像的下方即可读出该物质的折射率（仪器本身已将临界角换算成折射率,如图 2-5-2 所示）。阿贝折射仪外形图,如图 2-5-3 所示。

折射率的大小不仅与被测物质的结构和入射光的波长有关，而且受温度的影响也较大，所以表示物质的折射率 n 时，应注明入射光的波长和测定时的温度。例如，乙酰乙酸乙酯的折射率 $n_D^{20}=1.4198$，表示用钠光源 D 线（波长为 589nm）在 20℃时所测乙酰乙酸乙酯的折射率。

（二）旋光度

能使偏振光的振动平面发生偏转的物质，称为旋光性物质，偏转的角度叫做旋光度。像物质的熔点、沸点和折光率等一样，旋光度是旋光性物质的一个物理常数。通过测定旋光度，不仅可以鉴定旋光性物质，而且可以检测其纯度及含量。

旋光度的数值不仅取决于物质本身的结构和配成溶液时所用的溶剂，而且与溶液的浓度、旋光管的长度、测定时的温度和所用光的波长有关。因此必须对这些影响因素加以规定，使其成为一常数即比旋光度$[\alpha]$，比旋光度与旋光度的关系为

$$[\alpha]_D^t = \frac{\alpha}{c \times l}$$

式中，α-由旋光仪测得的旋光度，l-旋光管的长度，以 dm 为单位；λ-所用光源的波长，通常用的是钠光源（$\lambda=589$nm），以 D 表示；t-测定时的温度；c-溶液的浓度，单位是 $g \cdot ml^{-1}$。

如果被测物质本身是液体，可直接放入旋光管中测定，而不必配成溶液。其比旋光度用下式表示：

$$[\alpha]_D^t = \frac{\alpha}{d \times l}$$

式中，d 为纯液体的密度，单位是 $g \cdot cm^{-3}$。

测定物质旋光度的仪器称为旋光仪，实验室常用的旋光仪是 WXG-4 小型旋光仪，其外形如图 2-5-4。

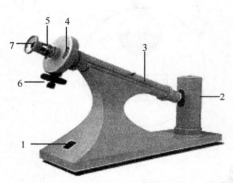

图 2-5-4 WXG-4 型旋光仪的外形图

1. 电源开关；2. 钠光灯；3. 镜筒；4. 刻度盘游标；5. 视度调节螺旋；6. 刻度盘转动手轮；7. 目镜

通过目镜可以看到旋光仪的视场是分为三部分的，称为三分视场。视场中三个区内的明暗程度相等（较暗），如图 2-5-5(b)，这个视场称为零点视场；否则整个视场显示明亮不同的三部分，如图 2-5-5(a) 和(c)。

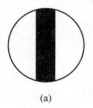

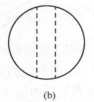

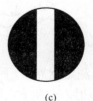

(a)   (b)   (c)

图 2-5-5 三分视场变化示意图

(a) 大于(或小于)零点的视场；(b) 零点视场；(c) 小于(或大于)零点的视场

旋光度的读数方法：刻度盘分为 360 等份，固定游标分为 20 等份。读数时先看游标的 0 落在刻度盘上的位置，记录下整数值，如图 2-5-6 中整数为 9，再利用游标尺与主盘上刻度线重合的方法，记录下游标上的读数作为小数点以后的数值，可以读到两位

小数(如果两个游标窗读数不同,则取其平均值)。此时图中为 0.30,所以最后的读数为 $\alpha = 9.30^\circ$。

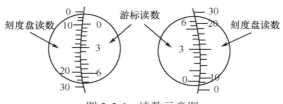

图 2-5-6　读数示意图

三、实验器材及试剂

1. 器材　WYA 型阿贝折射仪,WXG-4 型旋光仪,50ml 烧杯,擦镜纸。

2. 试剂　无水乙醇,乙酸乙酯,20%葡萄糖,10%葡萄糖。

四、实验步骤

(一)WYA 型阿贝折射仪的使用方法

(1)将折射仪置于干净桌面上,与恒温水浴相连,调节至所需温度,恒温。

(2)转动棱镜锁紧手轮,分开棱镜,滴加少量无水乙醇润湿上、下棱镜,用擦镜纸顺一个方向把镜面轻轻擦拭干净,风干,将2~3滴被测液体均匀地滴于下镜面上,合上棱镜,锁紧。打开遮光板,合上反射镜。

(3)调节目镜视度(转动目镜外圈),使叉线成像清晰,若叉线清晰无需调节。

(4)旋转刻度调节手轮,在目镜视场中找到明暗分界线,若分界线为彩色,则旋转色散调节手轮使分界线清晰,再微调刻度调节手轮使分界线位于叉线中心。

(5)适当转动聚光镜使刻度值清晰,读数。重复操作两次,取平均值。

(6)分开上、下棱镜,先用擦镜纸擦净被测液,再按操作步骤2擦洗棱镜,然后测其他样品。

(7)实验完毕,将棱镜及折光仪擦净。

(二)样品测量

按照 WYA 型阿贝折射仪的使用方法分别测量无水乙醇、乙酸乙酯的折射率。

(三)WXG-4 型旋光仪的使用方法

1. 开机　接通电源,等待 3~5min 使灯光稳定。

2. 零点的校正　用蒸馏水冲洗旋光管数次,然后装满蒸馏水,使液面刚刚凸出管口,取玻璃盖沿管口壁轻轻平推盖好,不能盖进气泡,旋上螺丝帽盖,不漏水也不要太紧,将旋光管外部拭净后放入镜筒中(管内如有气泡存在,需将气泡赶至旋光管的凸起处,若气泡过大,则需重新装填)。

若三分线场不清晰，转动目镜上的视度调节螺旋直到三分视场清晰。转动刻度盘手轮，找出两种不同视场[图 2-5-5(a)、(c)]，然后在两种视场之间缓缓转动刻度盘手轮，使三分视场明暗程度均匀一致，即零点视场[图 2-5-5(b)]。刻度盘上所示数值即为仪器的零点值，测样品时在读数中减去该数值即可。

(四)样品的测定

取出旋光管，用待测液冲洗三次，装满待测液。按照 WXG-4 型旋光仪的使用方法找出零点视场，记下刻度盘读数。降低待测溶液浓度(或另取一支小旋光管)，用相同的方法测得读数。比较两个数的大小，如果第二次读数降低，则说明这个物质是右旋，且该数值即为其旋光度；反之若第二次读数增大，则说明这个物质是左旋，用读数减去 180°即为旋光度。

用上述方法分别测定 20%葡萄糖、10%葡萄糖溶液的旋光度，然后判断葡萄糖的旋光方向、计算比旋光度。

实验结束后先用自来水，再用蒸馏水冲洗旋光管，最后用吸水纸楷干。

五、注意事项

(1)测定折射率时，要注意保护镜面，不能用硬物接触镜面；测液体或透明固体时，须合上反射镜，否则找不准视场；滴加被测液体时要均匀，否则会影响测定，对于易挥发液体应快速测定。

(2)旋光仪的钠光灯使用时间不宜过长(不超过 4h)，在连续使用时，不应经常开关，以免影响其使用寿命。

(3)旋光管使用后(特别在盛放有机溶剂后)必须立即洗涤，避免两头衬垫的橡皮圈因接触溶剂而发黏，旋光管两端的圆玻片为光学玻璃，必须小心用软纸擦拭，以免磨损。

六、思考题

(1)折射率的数值与哪些因素有关？
(2)何谓旋光度？何谓比旋光度？
(2)测定样品时，如何判断其旋光方向？

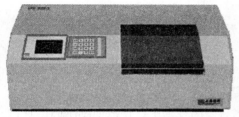

图 2-5-7　WZZ-3 自动旋光仪

附：自动旋光仪

旋光仪是测定物质旋光度的仪器。通过对样品旋光度的测定，可以分析确定物质的浓度、含量及纯度等。自动旋光仪(如图 2-5-7 所示)采用光电自动平衡原理，进行旋光测量，测量结果由数字显示，具有灵敏度高，读数方便等特点，广泛用于医药、食品、有机化工等领域。

(一)使用方法

(1)将仪器电源插头插入 220V 交流电源。

（2）打开电源开关，钠光灯应启亮，经 15min 钠光灯预热后，将光源开关拨至直流位置（若钠光灯熄灭，可将光源开关上下重复扳动）。

（3）直流灯点亮后按回车键，这时液晶显示器即有 MODE L C n 选项显示。（MODE 为模式，C 为浓度，L 为试管长度，n 为测量次数；默认值：MODE：1；L：2.0；C：0；n：1。）

（4）显示模式的改变

1）MODE1-旋光度；MODE2-比旋度；MODE3-浓度；MODE4-糖度。

2）如果显示模式不需改变，则按"测量"键，显示 0.00。

3）若需改变模式，修改相应的模式数字对于 MODE、L、C、n 每一项，输入完毕后，需按回车键；当 n 次数输入完毕后，按"回车"键后显示 0.000 表示可以测试。在输入过程中发现输入错误时，可按 → 键，光标会向前移动，可修改错误。

4）在测试过程中需改变模式，可按 → 键。

5）在测试过程中，如果出现黑屏或乱屏，请按回车键。

（5）显示形式

1）测旋光度时，MODE 选 1（按数码键 1 后，再按"回车"键）：测量内容显示旋光度 OPTICAL ROTATION，数据栏显示 α 及 α_{AV}，需要输入测量的次数 n，脚标 AV 表示平均值。

2）测比旋度时，MODE 选 2：测量内容显示比旋度 SPECIFIC ROTATION，数据栏显示 $[\alpha]$ 及 $[\alpha]_{AV}$，需要输入试管长度 L(dm)、溶液的浓度 C 及测量的次数 n，脚标 AV 表示平均值。

3）测浓度时，MODE 选 3：测量内容显示浓度 CONCENTRATION，数据栏显示 C 及 C_{AV}，需要输入试管长度 L(dm)、比旋度 $[\alpha]$ 及测量的次数 n，若比旋度为负 $[\alpha]$，也请输入正值，浓度会自动显示负值，此时负号表示为左旋样品。

4）测糖度时，MODE 选 4：测量内容显示国际糖度 INTEL SUGAL SCALE，数据栏显示 Z 及 $[Z]_{AV}$，需要输入测量的次数 n。

各数据栏下面的 σ_{n-1} 为测量 n=6 次时的标准偏差，反映样品制备及仪器测试结果的离散性，离散性越小，测试结果的可信度越高。

（6）将装有蒸馏水或其他空白溶剂的试管放入样品室，盖上箱盖，按清零键，显示 0 读数。试管中若有气泡，应先让气泡浮在凸颈处；通过面两端的雾状水滴，应用软布揩干。试管螺帽不宜旋得过紧，以免产生应力，影响读数。试管安放时应注意标记的位置和方向。

（7）取出试管，将待检样品注入试管，按相同的位置和方向放入样品室内，盖好箱盖。仪器将显示出样品旋光度或相应示值。

（8）仪器自动复测 n，得 n 个读数并显示平均值及 σ_{n-1} 值（σ_{n-1}，对 n=6 有效）。如果 n 设定为 1，可用复测键手动复测，在 n>1，按"复测"键时，仪器将重新测试。

（9）如样品超过测量范围，仪器在 ±45° 处来回振荡。此时，取出试管，仪器即自动回零位。此时可稀释样品后重测。

（10）仪器使用完毕后，应依次关闭光源、电源开关。

（11）每次测量前，请按清零键。

（12）仪器回零后，若回零误差小于 0.01° 旋光度，无论 n 是多少，只回零一次。

（二）注意事项

（1）钠光灯要预热 15min 才能稳定，测定或读数时应在钠光灯稳定后读取。

(2)测定时有气泡，应先使气泡浮于凸颈处或除去。透光面两端的玻璃应用软布擦干。

(3)测定结束后测试管必须洗净晾干，仪器不使用时样品室应放硅胶吸潮。

实验六 纸 色 谱

一、目的要求

(1)学习纸色谱的原理和方法。

(2)掌握纸色谱的基本操作。

(3)学会用纸色谱法进行分离与鉴定氨基酸。

二、实验原理

纸色谱是以滤纸为支持物的色谱方法，主要用于极性亲水化合物如醇类、羟基酸、氨基酸、糖类和黄酮类等物质的分离检验。纸色谱属于液-液分配色谱，它用特制的滤纸作为载体，以吸附在滤纸上的水分作为固定相，以与水不相混溶的有机溶剂(展开剂)作为流动相。样品溶液点在纸上，溶质在固定相和流动相之间不断地进行分配，由于结构的不同，混合物中的各组分在两相中的分配系数不同，极性大的物质，在水相中分配的多，在有机相中分配的少；极性小的物质在有机相中分配的多，在水相中分配的少。通过滤纸的毛细管作用，流动相在滤纸上缓缓移动，带动样品中的各个组分以不同的速度前行，极性大的组分移动的速度会慢一些，极性小的组分移动的速度会快一些，一定时间以后，混合物中的不同组分就会分开一定距离，从而达到分离的目的。

色谱分离时，通常用比移值 R_f 表示某一化合物在滤纸上的相对位置。比移值是指溶质在滤纸上移动的距离和溶剂移动距离的比值。

$$R_f = \frac{溶质移动的距离（原点到层析斑点中心的距离）}{溶质移动的距离（原点到溶剂前沿的距离）}$$

在相同的实验条件(相同的温度、溶剂、滤纸等)下，同一物质的 R_f 值为一定值，因此，可用标准物质进行对照来进行化合物的鉴定。

纸上色谱法由于所需样品很少，仪器设备简单，操作方便，因而广泛用于有机化合物的分离与鉴定，特别是适用于相对分子质量大和沸点高的化合物的分离与鉴定。

三、实验器材及试剂

1. 器材 电吹风，剪刀，铅笔，尺子，培养皿，点样管(直径 1mm)，滤纸(新华 1 号)，滤纸条(2cm×1cm)，镊子，圆规。

2. 试剂 $2g \cdot L^{-1}$ 谷氨酸水溶液，$2g \cdot L^{-1}$ 胱氨酸水溶液，谷氨酸和胱氨酸的混合物，展开剂-显色剂($V_{正丁醇} : V_{乙醇} : V_水 = 4 : 1 : 5$ 的展开剂，$5g \cdot L^{-1}$ 茚三酮显色剂)。

四、实验步骤

(一)打孔

取圆形滤纸一张，直径比培养皿大2cm左右，自圆形滤纸圆心处以1cm为半径画一圆(画圆时不可折叠滤纸)，将此圆圈分成3等份，并在滤纸边缘上对应每一等份用铅笔标上谷、胱、混字样，然后在滤纸的圆心处用打孔器打一小孔(孔之大小恰好使纸芯从滤纸无字一面插入)。

(二)点样

将滤纸平放在干净且干燥的培养皿上，在圆圈上每一等份的中部，按所标字样分别用毛细管小心点上谷氨酸、胱氨酸和混合氨基酸样品水溶液，如图2-6-1所示。

点样时毛细管中的溶液要尽量少些，与纸面接触时间应尽量短些，可重复点样2～3次，斑点直径不得超过0.3cm。

取规格为2cm×1cm的同样质料滤纸条卷起作纸芯，插入小孔中，既不紧也不松，纸芯上端要尽量与纸面相齐，下端刚好接触培养皿底为宜。

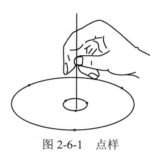

图2-6-1　点样

(三)展开

将10ml展开剂-显色剂倒入干燥的培养皿中，切勿使展开剂-显色剂沾到培养皿的边沿，将点样后的滤纸盖在培养皿上，滤纸芯浸入展开剂，并迅速用同样大小的培养皿盖在滤纸上面。

当展开剂-显色剂沿滤纸芯上升到滤纸并扩散至培养皿边缘时，取出滤纸，拔去纸芯，迅速用铅笔标出展开剂前沿的位置。

(四)吹干显色

用电吹风将滤纸吹干至显出各氨基酸的弧形色带。培养皿中的展开剂-显色剂回收。

(五)计算R_f

用铅笔将各氨基酸的弧形色带圈出，如图2-6-2所示。计算各种氨基酸的R_f值，确定混合样品的分离效果及组分名称。

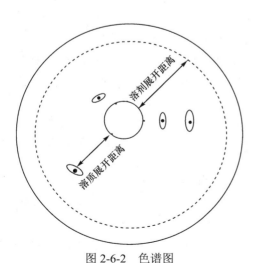

图2-6-2　色谱图

五、注意事项

(1)色谱用滤纸尽量不要直接用手拿，以免污染滤纸。

(2)切勿将展开剂弄到手上，否则展开剂中的茚三酮会与皮肤表面的氨基酸残基发生反应而显色。

六、思考题

(1) R_f 值的意义是什么？哪些因素会影响 R_f 值？

(2) 如何用纸色谱法对氨基酸进行定性分析？

(3) 在同一张层析纸上，单独的氨基酸的 R_f 与在混合液中该氨基酸的 R_f 是否相同，为什么？

实验七 柱 色 谱

一、目的与要求

(1) 掌握柱色谱的基本原理。

(2) 熟悉柱色谱的分离操作技术。

二、基本原理

柱色谱是最常用的分离方法之一。柱色谱法分为吸附柱色谱法和分配柱色谱法两种。实验室中最常用的是吸附柱色谱法。吸附柱色谱是以固体吸附剂为固定相，以液体洗脱剂为流动相，利用混合物中各组分在固定相上的吸附能力以及在流动相中的溶解能力不同而达到分离的目的。操作时，通常是在玻璃柱中装入多孔性或粉末状吸附剂，将被分离的样品从柱子上端加入到已装好的色谱柱中，用洗脱剂洗脱，样品各组分在吸附剂上的吸附能力以及洗脱剂中的溶解能力不同，下移的速率也不同，经过一段时间的洗脱，样品各组分被分成不同的层次。若被分离的样品为有色物质，则在柱中自上而下形成若干色带，分别收集不同的色带，就可以获得单一的纯净物质。

吸附剂和洗脱剂的选择是柱色谱成败的关键。良好的吸附剂应不溶于洗脱剂，不与被分离的物质发生反应，组成恒定、颗粒均匀、大小适宜。实验室常用的吸附剂有三氧化二铝、硅胶、活性炭等。三氧化二铝极性较大，主要用于分离极性较大的物质；硅胶是中等极性的吸附剂，可用于分离各种物质；活性炭为非极性吸附剂，主要用于分离非极性或极性较小的物质。

洗脱剂的选择应根据被分离样品中各组分的极性、溶解度和吸附剂的活性来考虑。洗脱剂使样品沿着固定相移动的能力称为洗脱能力。在硅胶和氧化铝柱上，洗脱能力按以下顺序排列：

石油醚<甲苯<二氯甲烷<氯仿<乙醚<乙酸乙酯<丙酮<乙醇<甲醇<水

洗脱时，一般先用极性相对较小的洗脱剂，然后逐渐增大洗脱剂的极性，使各组分依次洗出。

色谱柱填装的质量也是影响色谱结果的重要因素。吸附剂填充必须平整、均匀紧密，柱中没有气泡和缝隙；柱高和直径之比一般在 8:1 左右为宜。装柱有干法和湿法两种。干法装柱是将吸附剂从色谱柱上端均匀装入柱内，填装均匀紧密，然后用洗脱剂冲洗色谱柱，直到吸附剂全部润湿，均匀无气泡为止。湿法装柱是将吸附剂和适量的洗脱剂混合后装入柱子，陈化一定时间后使用。

三、实验器材及试剂

1. 器材　色谱柱(1cm×15cm)，铁架台(带铁夹)，小漏斗，25ml 量筒，50ml 锥形瓶。

2. 试剂　脱脂棉，中性氧化铝，95%乙醇溶液，0.3mmol · L^{-1} 亚甲蓝-甲基橙的乙醇溶液。

四、实验步骤

(一)装柱

本实验采用干法装柱。取少许脱脂棉放入干净的色谱柱底部。从柱子上端放一漏斗，慢慢加入 8ml 色谱用的中性氧化铝，用手指轻轻敲打柱身，使之填装紧密。然后将色谱柱固定在铁架台上，如图 2-7-1。向柱中加入 15ml 95%乙醇溶液，让液体慢慢流出，使氧化铝全部润湿。

(二)加样

当柱中液面下降至氧化铝上面 1～2mm 时，立即沿管壁加入 3 滴已配好的亚甲蓝-甲基橙的乙醇溶液。

(三)展开

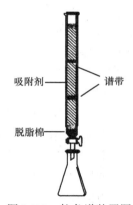

图 2-7-1　柱色谱装置图

当液面刚好流到氧化铝固体界面时，迅速沿管壁加入 3ml 95% 乙醇溶液进行洗脱，当洗脱液快流完时，应补加适量的 95%乙醇溶液。一定时间后，柱中分成两条色谱带，下方为亚甲蓝，上方为甲基橙。用 95%乙醇溶液将第一个色带洗脱出来。然后用水做洗脱剂将第二个色带洗脱出来。

五、注意事项

(1)色谱柱下端放一小块脱脂棉，防止氧化铝漏出，砂芯色谱柱除外。

(2)吸附剂填装要均匀平整，不要留有气泡或者有断层出现。

(3)氧化铝做固定相的柱色谱，在洗脱时，先用极性较小的洗脱剂洗脱，再用极性较大的洗脱剂洗脱。

六、思考题

(1)为什么必须保证吸附剂均匀结实，没有气泡或断层？

(2)为什么要等到液面下降至氧化铝表面 1～2mm 时再加样品？

实验八 薄层色谱

一、目的要求

(1)掌握薄层色谱的原理与应用。

(2)熟悉薄层色谱的操作技术。

二、实验原理

薄层色谱常用 TLC 表示,又称薄层层析,它是近来发展起来的一种微量、快速而简单的色谱方法。薄层色谱是把吸附剂(固定相)均匀的涂铺在表面光洁的玻璃板(称薄层板)上,把待分析样品滴加在薄层板的一端,放在密闭的容器中用合适的展开剂(流动相)展开。由于样品中各个组分对吸附剂的吸附能力和在展开剂中的溶解度不同,当展开剂流经吸附剂时,发生无数次吸附和解吸过程,吸附力弱的组分随流动相向前移动的速度快,吸附力强的组分滞留在后面。经过一段时间展开后,吸附能力不同的组分会彼此分离。如组分为无色物质,可用物理或化学方法显色定位。

通常用比移值 R_f 表示溶质和展开剂相对移动距离的关系。R_f 值随分离化合物的结构、固定相与流动相的性质、温度等因素的不同而变化。当实验条件固定时,R_f 值为一特定的常数,因而可作为定性分析的依据。但由于影响 R_f 值的因素很多,实验数据往往与文献记载不完全相同,因此在鉴定时常用标准样品对照分析。

薄层色谱兼备了柱色谱和纸色谱的优点,既适用于少量样品(几微克,甚至 0.01μg)的分离;另一方面在制作薄层板时,把吸附层加厚加大,将样品点成一条线,则可分离多达 500mg 的样品。薄层色谱特别适用于挥发性较低,或在高温下易发生变化而不能用气相色谱进行分离的化合物。薄层色谱方便、快捷,在监测反应进程,鉴定物质组成以及纯度等方面均有广泛的应用,如:分析神经酰胺与脂肪酸;检测在食物和水中的农药或杀虫剂;在法医的工作中,分析纤维的染料成分;化验放射性药物的纯度;鉴定药用植物及分析其内部成分。

三、实验器材及试剂

1. 器材 色谱缸,玻璃板(20cm×5cm),毛细管,电吹风,台秤。

2. 试剂 硅胶 G,95%乙醇溶液,$2g \cdot L^{-1}$ 精氨酸,$2g \cdot L^{-1}$ 丙氨酸,精氨酸和丙氨酸混合溶液,$1g \cdot L^{-1}$ 羧甲基纤维素钠,展开剂-显色剂($V_{正丁醇}:V_{乙醇}:V_{水}= 12:3:5$ 的展开剂,$5g \cdot L^{-1}$ 茚三酮显色剂)。

四、实验步骤

(一)制板

(1)取两块 20cm×5cm 玻璃板,洗净晾干,备用。

(2)取 25g 硅胶 G 于干净的研钵内，加 $1g \cdot L^{-1}$ 羧甲基纤维素钠 8ml，充分研磨，调成均匀的糊状，涂布在上述两块洁净的玻璃板上，用玻璃棒快速涂平后，立即用拇指和食指拿住玻璃板作前后左右摇晃摆动，使流动的硅胶 G 均匀的平铺在玻璃板上(薄板要尽量铺的均匀，否则，展开剂前沿不齐，色谱结果不易重复)，也可将玻璃板在台面上轻轻跌落数次。将玻璃板放于水平的台面上室温晾干，然后移入烘箱内缓慢升温至 110℃，活化 30min，稍冷后，置于干燥器中备用。

(二)点样

在已活化好的薄层板一端，距边沿 1cm 处，用铅笔轻轻划一直线作为点样线，取管口平整的毛细管点样品①，样品斑点的扩散直径以 2～3mm 为宜。一块板可以点三个样品(精氨酸、丙氨酸、精氨酸和丙氨酸的混合液)，各点样点之间的距离为 1～1.5cm。

(三)展开

薄层色谱的展开，需要在密闭容器中进行。在色谱缸中加入展开剂，使其高度不超过 1cm。将点好的薄层板小心放入色谱缸中，点样一端朝下，浸入展开剂中。盖好瓶盖，观察展开剂前沿上升到一定高度时取出，尽快在板上标上展开剂前沿位置，如图 2-8-1 所示。

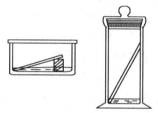

图 2-8-1　薄层板在色谱缸中展开

(四)显色

用吹风机均匀吹风至硅胶板显紫红色斑点。

(五)比移值 R_f 的计算

测量点样中心到层析斑点中心及溶剂前沿的距离，计算 R_f 值。

五、注意事项

(1)制板时要求薄层平滑均匀，无裂缝，无气泡。
(2)放入色谱缸中的展开剂不能没过点样线。

六、思考题

(1)为什么在一定条件下，可用 R_f 值来鉴定化合物？
(2)展开剂的高度超过了点样线，对薄层色谱有何影响？

---

①点样时，使毛细管刚好接触薄层即可，切勿点样过重而使薄层破坏。

实验九 纸上电泳

一、目的要求

(1) 了解纸上电泳的原理，学会电泳仪的使用。

(2) 掌握纸上电泳法分离与鉴定氨基酸的方法。

二、实验原理

在电场中带电粒子向电性相反的电极移动的现象，称为电泳。以滤纸作为支持物，带电粒子在滤纸上受电场影响而移动，从而达到分离目的的过程，叫做纸上电泳。

氨基酸处于等点状态时溶液的 pH 为等电点，等电点用符号 pI 来表示。各种氨基酸都有其特定的等电点。在 pH=pI 时，氨基酸分子呈电中性，在直流电场中不移动；当 pH>pI 时，氨基酸带负电，在直流电场中向阳极移动；当 pH<pI 时，氨基酸带正电，在直流电场中向阴极移动。

由于各种氨基酸等电点不同，在一定 pH 的溶液中，粒子所带的电性及电量不同，因此在同一电场作用下，各种氨基酸泳动的方向和速度不同，电泳一段时间后，各种氨基酸在滤纸上就分开了。

与纸色谱一样，纸上电泳法采取标准样品作对比实验来鉴定化合物。

三、实验器材及试剂

1. 器材 DYY-8B 型电泳仪，滤纸条(6cm×30cm)，毛细管，镊子，电吹风，直尺，铅笔。

2. 试剂 $2g \cdot L^{-1}$ 丙氨酸溶液，$2g \cdot L^{-1}$ 精氨酸溶液，$2g \cdot L^{-1}$ 谷氨酸溶液，丙、精、谷混合液，pH=5.8 的 $5g \cdot L^{-1}$ 茚三酮缓冲溶液[①]。

四、实验步骤

(一)点样及湿润

取四条滤纸，在滤纸两端用铅笔分别标上正负极，滤纸中央各画一条横线，分别标上丙、精、谷、混字样。点样，吹干。

(二)电泳

电泳槽内加适量缓冲液。将滤纸条放在电泳槽的支架上，两端浸入溶液，用滴管从液槽内吸取少量缓冲液，从两端润湿滤纸条，调整滴液速度，使两侧液体同时到达样品点。

---

①pH=5.8 茚三酮溶液的配制：10.21g 邻苯二甲酸氢钾，用蒸馏水配制成 500ml 溶液，在此溶液中加入 423ml $0.1mol \cdot L^{-1}$ NaOH 溶液，取 5g 茚三酮，用少量乙醇溶解后加入上述混合溶液，加蒸馏水稀释至 1000ml。

盖上电泳槽盖，接通电源，调节电压 220～280V，电泳 40min。

(三)显色

用镊子取出滤纸，电吹风吹干，显色。将混合样品所显斑点与标准品对照鉴定。

五、注意事项

(1)点样点不宜超过 0.3cm，斑点过大，样品拖尾影响分离效果。
(2)润湿时要保证滤纸两端的缓冲溶液同时到达点样线。
(3)浸湿后的滤纸不得用手直接接触，可用镊子夹取。

六、思考题

(1)为什么要保证滤纸两端的缓冲溶液同时到达点样线？
(2)实验中，为什么要用镊子夹取滤纸而不用手拿？

实验十　有机分子结构模型作业

有机化合物普遍存在同分异构现象，其中立体异构比较复杂。通过模型作业，即用球棍模型构成各类异构体，帮助学生理解和掌握同分异构现象，明确异构体在结构上的差异，建立有机化合物分子结构的概念，从而进一步理解各类立体异构现象和某些立体异构体所具有的特有性质。

一、目的要求

(1)掌握碳原子的三种杂化方式和有机分子的立体结构。
(2)加深对有机化合物分子立体结构的认识。
(3)了解有机化合物异构现象产生的原因。
(4)理解有机化合物的结构与性质的关系。

二、实验原理

有机化合物分子的异构现象包括构造异构和立体异构，立体异构可分为构型异构和构象异构，而构型异构又可分为顺反异构和对映异构。不同的异构现象由分子中特殊结构所引起，它们之间的相互关系可表示如下：

$$
异构现象
\begin{cases}
构造异构 \\
立体异构
\begin{cases}
构象异构 \\
构型异构
\begin{cases}
顺反异构 \\
对映异构
\end{cases}
\end{cases}
\end{cases}
$$

构造异构是指分子式相同的分子中，由于键合方式和原子的连接顺序不同所产生的异构。构象异构是指分子依靠键的旋转和扭曲所能达到的各种空间形状。顺反异构是指由于双键或环状结构的存在，使分子中的一些原子或基团限制在某个参考平面的同侧或异侧产生的异构。对映异构是指构造相同的两个化合物，互为实物与其镜像，但不能重合而造成的异构现象。

异构现象主要是由碳原子的杂化方式不同所引起的。在化合物中，碳原子一般形成四个共价键。根据杂化轨道理论，碳原子有三种杂化：sp^3 杂化、sp^2 杂化和 sp 杂化。通过四个单键与其他原子相连的碳原子是 sp^3 杂化的，四个杂化轨道的能量和形状完全相同，分别对称地指向四面体的四个顶点。sp^3 杂化轨道与其他原子成键时形成 σ 键。σ 键有轴对称性，两成键原子可相对自由旋转。通过双键与其他原子相连的碳原子是 sp^2 杂化的，三个杂化轨道在同一平面内，未参加杂化的 p 轨道与这一平面垂直。在双键化合物分子中，碳原子的三个 sp^2 杂化轨道分别与其他三个原子形成 σ 键，未杂化的 p 轨道与其他原子的 p 轨道形成一个 π 键，且 π 键垂直于三个 σ 键所形成的平面，π 电子云对称分布于平面的上下方，没有轴对称性，故以双键相连的两个碳原子不能自由地旋转。通过叁键与其他原子相连的碳原子是 sp 杂化的，两个杂化轨道为直线型分布，未杂化的两个 p 轨道与杂化轨道相互垂直。叁键中一个是由 sp 杂化轨道形成的 σ 键，另外两个是由两个未杂化的 p 轨道形成的相互垂直的 π 键，这两个 π 键又与 σ 键键轴直交，因此叁键也不能自由旋转。

通常使用的结构模型为球棒模型。球棒模型以小球和短棒组成，用不同颜色不同大小的球分别表示不同的原子，用长短不同的直型或弯型短棒表示不同的化学键。通过模型能直接观察到分子中各原子的排列以及成键情况。

三、实验器材及试剂

器材 有机化合物球棒模型一套(要求球上有若干小孔，其角度符合 sp^3、sp^2、sp 杂化轨道及未杂化的 p 轨道的理论要求)。

四、实验步骤

(一)构造异构

(1)做出甲烷分子的模型，观察其四面体形状的存在，弄清四个价键在空间的伸展方向。

(2)做出乙烷、乙烯和乙炔的分子模型，比较 sp^3、sp^2 和 sp 杂化碳原子的键角区别，指出哪些键可以自由旋转，哪些不能。注意观察乙烯分子中各原子的共平面性，π 键与 σ 键平面的垂直关系，乙炔中两个 π 键的相互垂直。

(3)做出丁烯各种异构体的模型，了解位置异构与碳链异构的产生原因及区别。

(二)构象异构

(1)做出乙烷的分子模型，旋转碳碳单键，使成重叠式和交叉式，画出其透视式和纽曼投影式。

(2)做出环己烷的分子模型。

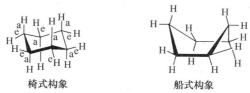

椅式构象　　　　　　船式构象

扭成船式构象,观察船头(C_1)和船尾(C_4)上两个氢原子的距离。沿 C_2-C_3 与 C_5-C_6 键的方向观察,这两组碳原子上的价键是否为重叠式？画出其船式构象的透视式。

由船式构象扭成椅式构象,沿任一 C-C 单键方向观察,这些碳原子上的价键是否为交叉式？

在椅式构象中逐一找出 6 个 a 键(与分子的对称轴平行)和 6 个 e 键(与对称轴成一定角度),观察其分布规律,画出构象式。

观察 a、e 键在分子内受力情况。以 C_1 上的两个 C-H 键为例,1e 受到 2a、2e、6a、6e 四个 C-H 键的排斥作用；1a 除受这 4 个键作用外,还受到 3a 和 5a 两个 C-H 键的作用(称 1,3-二竖键的相互作用)。

(3)将上述环己烷上的任意一个氢原子换成一个甲基,使之成为甲基环己烷的椅式构象。此时甲基在 a 键上还是在 e 键上？扭转模型得另一椅式构象,此时甲基在 a 键上还是在 e 键上？画出上述两个椅式构象的透视式,比较两种构象哪个稳定,为什么？

(三)顺反异构

(1)做出 2-丁烯的两种构型的分子模型,两者能否重合？分别写出其结构式,并用顺/反命名法及 Z/E 命名法命名之。

(2)做出 1,4-二甲基环己烷的两种构型的分子模型,分别写出其投影式,并命名之。

(3)十氢萘可看成是由两个稳定的环己烷以椅式构象稠合而成,按稠合碳上两个氢原子的空间排列不同而产生顺式十氢萘和反式十氢萘两种异构体。在十氢萘中,可以把一个环看作另一个环上的两个取代基。在反式十氢萘中,两个取代基都在 e 键上,称 ee 稠合；而顺式十氢萘中一个取代基在 e 键上,另一个取代基在 a 键上,称 ea 稠合。

顺式(ea稠合)　　　　　　　　反式(ee稠合)

做出顺式十氢萘和反式十氢萘的分子模型,仔细观察两个环己烷的稠合方式及 C_9、C_{10} 上两个氢原子位于环平面同侧还是异侧？处在 a 键还是 e 键？比较两种异构体哪种稳定？

(四)对映异构

(1)做出两种不同构型的甘油醛分子模型。根据模型,按费歇尔投影规则写出投影式,并用 D、L 及 R、S 命名法命名。

(2)做出 2-羟基-3-氯丁二酸的各种旋光异构体,根据费歇尔投影规则写出其投影式,用 R、S 命名法命名,指出对映体和非对映体。也可先写出 2-羟基-3-氯丁二酸的各种旋光异构体的费歇尔投影式,再根据投影式做出其模型。

(3)做出 2,3-二羟基丁二酸(酒石酸)的所有旋光异构体，分别写出其费歇尔投影式，并用 R、S 命名法命名。是否都有旋光性？异构体的数目符合 2^n 个吗？

(4)D-葡萄糖的开链结构及 α-、β-吡喃葡萄糖的构象

1)链状结构及其向环状结构的转变：根据 D-葡萄糖的费歇尔投影式做出其链状结构，依据下式所示转变成环状的哈瓦斯式。

观察 α-、β-葡萄糖模型，分析按平面哈瓦斯式扭成的环上各键的张力大小。

β-D-吡喃葡萄糖

α-D-吡喃葡萄糖

2)α-、β-葡萄糖的构象：由模型可以看出，哈瓦斯式是假定成环原子在同一平面上，实际上因张力太大不能存在，而是以张力很小的、稳定的椅式构象存在。

α-D-吡喃葡萄糖　　　　　β-D-吡喃葡萄糖

将哈瓦斯式表示的平面环状葡萄糖模型扭成椅式，分析张力的大小。画出构象式并比较其稳定性。

五、注意事项

(1)制作分子模型时应注意碳原子的杂化方式和成键角度，与理论相联系。

(2)注意保管好模型，减少损坏和丢失。

六、思考题

(1)在不破坏共价键的情况下环己烷的椅式构象与船式构象能否相互转化？顺式十氢萘与反式十氢萘能否相互转化？为什么？

(2)根据所制作的旋光异构体模型写其费歇尔投影式时应注意哪些问题？

第三部分　有机化合物的性质实验

按官能团不同，有机化合物可分为烷、烯、炔、醇、酚、醚、醛、酮、羧酸和羧酸衍生物、取代羧酸、含氮有机化合物和糖类等。具有相同官能团的化合物具有相似的性质，官能团不同则物质的物理化学性质不同。根据各类化合物所特有的物理化学性质，如状态、颜色、气味、酸碱性以及与其他试剂的特征反应等可以进行定性分析。定性分析的任务是确定物质的种类、组成和结构等。通过本部分实验的学习，进一步掌握各类有机化合物的结构与性质的关系、制备与鉴别的方法，为有机物的合成及鉴定奠定基础。

实验十一　醇和酚的性质

一、目的要求

(1)通过实验比较醇和酚之间的性质差异。
(2)掌握醇和酚的主要化学性质及鉴别方法。

二、实验原理

(一)醇的化学性质

1. 醇与金属钠反应　醇羟基中的氢比较活泼，能与金属钠反应生成醇钠并放出氢气。醇钠遇水分解成醇和氢氧化钠。不同类型的醇与金属钠反应的活性也不同，反应的活性为伯醇＞仲醇＞叔醇。

2. 氧化作用　在强氧化剂高锰酸钾或重铬酸钾的作用下，伯醇很容易被氧化成醛并进一步被氧化成酸；仲醇可被氧化成酮；叔醇很难被氧化。

3. 醇与氢卤酸的作用　醇中的羟基可被卤素取代生成卤代烃，取代反应速度与醇的类型有关，醇的活泼性次序是叔醇＞仲醇＞伯醇。通常用卢卡斯试剂来鉴别少于 6 个碳的伯醇、仲醇、叔醇。

4. 邻羟基醇与氢氧化铜的作用　邻二醇可与重金属的氢氧化物发生反应，生成绛蓝色的络合物。例如：甘油与氢氧化铜反应生成绛蓝色的甘油铜溶液。

(二)酚的化学性质

1. 酚的弱酸性　酚具有弱酸性，能与氢氧化钠作用生成酚钠，酚钠遇较强的酸则分解，又析出酚。

2. 酚的溴代　酚羟基能使苯环活化，因此在其邻、对位上易发生亲电取代反应，可被溴取代生成溶解度较小的 2，4，6-三溴苯酚白色沉淀。

3. 酚与三氯化铁溶液的反应 酚类或含有酚羟基的化合物大都能与三氯化铁溶液发生颜色反应，不同结构的酚与三氯化铁作用呈现不同的颜色，此反应可作为酚类物质的鉴别反应。

4. 酚类的氧化 酚类易被氧化，氧化产物由于氧化条件的不同而不同。多元酚更易被氧化，如对苯二酚可被重铬酸钾的硫酸溶液氧化成对苯醌。

三、实验器材及试剂

1. 器材 小试管，酒精灯，表面皿。

2. 试剂 无水乙醇，正丁醇，金属钠，酚酞，95%乙醇溶液，异丙醇，叔丁醇，$0.1mol \cdot L^{-1}$ 重铬酸钾，$3mol \cdot L^{-1}$ H_2SO_4，仲丁醇，卢卡斯试剂，$0.1mol \cdot L^{-1}$ $CuSO_4$，$2mol \cdot L^{-1}$ NaOH，甘油，苯酚，$0.1mol \cdot L^{-1}$ 苯酚，饱和溴水，$0.1mol \cdot L^{-1}$ 间苯二酚，$0.1mol \cdot L^{-1}$ 邻苯二酚，$0.1mol \cdot L^{-1}$ 1，2，3-苯三酚，$0.1mol \cdot L^{-1}$ $FeCl_3$，$0.1mol \cdot L^{-1}$ 对苯二酚。

四、实验步骤

（一）醇的化学性质

1. 醇钠的生成及水解 取两支干燥小试管，分别加入 1ml 无水乙醇和 1ml 正丁醇，分别加入一粒绿豆粒大小的金属钠，用拇指堵住试管口，观察反应速度有何差异？待试管内生成的气体达到一定量时，将试管口靠近酒精灯外焰，松开拇指观察有何现象？

待金属钠与乙醇反应完全后[1]，倾倒一半反应液于表面皿上，待未反应的乙醇完全挥发，残留的固体为乙醇钠。滴加 2～3 滴水于乙醇钠上使其溶解，然后加滴 1～2 滴 1%酚酞，观察现象。

2. 醇的氧化 取三支小试管，编号后各加入 $0.1mol \cdot L^{-1}$ 重铬酸钾溶液 2 滴和 $3mol \cdot L^{-1}$ H_2SO_4 溶液 1 滴，然后分别加入 10 滴 95%乙醇溶液、异丙醇和叔丁醇，试管摇匀，3min 后观察现象。

3. 伯醇、仲醇、叔醇的鉴别——卢卡斯试验[2] 取三支干燥的试管[3]，分别加入 5 滴正丁醇、仲丁醇和叔丁醇，然后各加入 15 滴卢卡斯试剂[4]，塞好管口，振荡后静置，观察试管内是否变混浊，并记录开始变浑浊的时间，观察有无分层现象。

4. 邻二醇与氢氧化铜的作用 取两只小试管，各加入 6 滴 $0.1mol \cdot L^{-1}$ $CuSO_4$ 溶液、5 滴 $2mol \cdot L^{-1}$ NaOH 溶液，使 $Cu(OH)_2$ 完全沉淀下来，然后在两支试管中分别加入 2 滴甘油和乙醇，摇匀后观察结果，并加以比较。

---

①乙醇与钠作用时，溶液逐渐变稠，金属钠外面包上一层醇钠，反应逐渐变慢，这时可稍微加热或摇动试管使反应加快。如果反应停止后溶液中仍有残余的钠，可用镊子将钠取出放在乙醇中销毁，切不可丢入水中。

②此试验于 25～30℃反应较宜，在 26～27℃时进行最佳。

③此试验所用的试管必须干燥，否则影响鉴别结果。

④卢卡斯试剂的配制方法：将34g 熔化过的无水氯化锌溶于25ml 浓盐酸中，边加边搅拌，并放冰浴中冷却以防氯化氢逸出，最后体积约为35ml。

（二）酚的化学性质

1. 酚的酸性　取一支试管加 1ml 蒸馏水，再加入绿豆粒大小的固体苯酚，充分振荡，有何现象？然后滴入 1～2 滴 2mol·L^{-1} NaOH，又有何现象？在此溶液中再加 2～3 滴 3mol·L^{-1} H$_2$SO$_4$ 溶液使呈酸性，观察有何变化？

2. 酚的溴化　取 5 滴 0.1mol·L^{-1} 苯酚溶液于一小试管中，慢慢滴加 1～2 滴饱和溴水[①]，振荡后观察现象。

3. 酚与 FeCl$_3$ 溶液的反应　取四支小试管编上号，分别加入 0.1mol·L^{-1} 苯酚、0.1mol·L^{-1} 间苯二酚、0.1mol·L^{-1} 邻苯二酚、0.1mol·L^{-1} 1，2，3-苯三酚溶液各 1ml，再在每支试管内加入 1 滴 0.1mol·L^{-1} FeCl$_3$ 溶液，摇匀后观察现象。

4. 酚的氧化　在一支试管中加入 10 滴 0.1mol·L^{-1} 对苯二酚溶液，再滴加 3mol·L^{-1} H$_2$SO$_4$ 溶液 5 滴，边振荡边慢慢滴加 0.1mol·L^{-1} K$_2$Cr$_2$O$_7$ 溶液 2 滴，观察黄色晶体的析出。

五、注意事项

（1）做乙醇与金属钠的实验时，试管必须干燥，金属钠必须完全反应。

（2）苯酚对皮肤有很强的腐蚀性，使用时要特别注意，如果不慎沾到皮肤上，要立即用酒精擦洗。

（3）间苯二酚不能被氧化，只有邻苯二酚与对苯二酚才能被氧化。

六、思考题

（1）做乙醇与钠的实验时，为什么要用无水乙醇，如用 95% 的乙醇溶液代替，对实验有何影响？

（2）用什么化学方法区别甘油和苯酚两种化合物？

（3）酚在酸性重铬酸钾的作用下析出黄色晶体是何物质？写出主要化学反应过程。

实验十二　醛和酮的性质

一、目的要求

（1）熟悉醛、酮类化合物的性质。

（2）掌握鉴别醛、酮的方法。

二、实验原理

由于醛、酮分子中都含有羰基，所以它们应具有相同的化学性质。例如，醛、脂肪族

[①]溴水是溴化剂，也是氧化剂。当苯酚的水溶液发生溴代作用时，很快产生白色的 2，4，6-三溴苯酚，如果继续与过量的溴水作用，可变为淡黄色难溶于水的四溴化合物。

甲基酮和八碳以下的环酮都能与饱和亚硫酸氢钠发生加成反应，生成白色沉淀物；醛、酮还可与 2，4-二硝基苯肼发生缩合反应，生成黄色、橙色或红色沉淀；在碱性溶液中具有

$$H_3C-\overset{\overset{O}{\|}}{C}- \quad 结构的醛、酮或具有 \quad H_3C-\overset{\overset{OH}{|}}{\underset{|}{C}}-H \quad 结构的醇(包括乙醇)，$$

都能与碘的碱性溶液发生碘仿反应。又由于醛、酮分子中羰基所连的基团不同，从而使醛、酮又具有不相同的化学性质。例如，醛易被托伦试剂、斐林试剂等弱氧化剂氧化，还可与品红亚硫酸试剂发生颜色反应；而酮不发生此反应。

三、实验器材及试剂

1. 器材 烧杯(250ml)，酒精灯，石棉网，试管夹，试管刷，玻璃棒。

2. 试剂 饱和亚硫酸氢钠[①]，乙醛，丙酮，苯甲醛，异丙醇，碘水[②]，2，4-二硝基苯肼溶液[③]，品红亚硫酸试剂[④]，斐林试剂甲、乙[⑤]，5%亚硝酰铁氰化钠，2mol·L^{-1}盐酸，2mol·L^{-1}氢氧化钠，2mol·L^{-1}氨水，0.1mol·L^{-1}硝酸银。

四、实验步骤

(一) 醛、酮相同的化学反应

1. 与饱和亚硫酸氢钠反应 取三支试管，各加入新配制的饱和亚硫酸氢钠溶液[⑥]1ml，依次加入乙醛、苯甲醛、丙酮各0.5ml，振摇后置冰水浴中冷却，记录实验现象并写出反应方程式。

在上述沉淀中加入 2mol·L^{-1} 盐酸至沉淀溶解，说明原因。

2. 与2，4-二硝基苯肼作用 取三支试管，各加入1ml 2，4-二硝基苯肼溶液，再分别加入2~3滴乙醛、苯甲醛、丙酮，混匀后观察实验现象，写出反应方程式。

3. 碘仿反应 取三支试管，各加入 1ml 水和 2 滴 2mol·L^{-1}氢氧化钠溶液，再分别加入2~4滴乙醛、丙酮、异丙醇，然后在每支试管中逐滴加入碘的碱性溶液，边滴边摇，至有黄色沉淀生成为止。写出反应方程式。

(二) 醛、酮不相同的化学性质

1. 与托伦试剂作用 在一支大试管中加入 2ml 0.1mol·L^{-1}硝酸银溶液，再加入 2 滴 2mol·L^{-1}氢氧化钠溶液，此时有褐色的氧化银生成，然后滴加 2mol·L^{-1}氨水，边滴边振

---

①饱和亚硫酸氢钠溶液的配制：将 208g 亚硫酸氢钠溶于 500ml 水中，再加入 125ml 95%乙醇溶液，静置取上清液，或过滤取滤液，密封保存。

②碘水的配制：取 2g 碘和 5g 碘化钾溶于 100ml 水中。

③2，4-二硝基苯肼溶液的配制：取 3g 2，4-二硝基苯肼，溶于 15ml 浓 H$_2$SO$_4$ 中，将此溶液慢慢加入 70ml 95%乙醇溶液中，加水稀释到 100ml，过滤即得。

④品红亚硫酸试剂的配制：将 0.2g 品红盐酸盐研细溶于含 2ml 浓盐酸的 200ml 水中，再加 2g 亚硫酸氢钠，搅拌后静置过滤。如果溶液呈黄色，则加入 0.5g 活性炭脱色。过滤后，贮存于棕色瓶中。

⑤斐林试剂：斐林试剂甲：将 34.6g 硫酸铜晶体(CuSO$_4$·5H$_2$O)溶于 500ml 水中，混浊时过滤。斐林试剂乙：称取酒石酸钠 173g，氢氧化钠 70g 溶于 500ml 水中。以上两种溶液要分别存放，使用时取等量混合剂甲和试剂乙即可。

⑥亚硫酸氢钠溶液不稳定，易被氧化和分解。因此，不宜保存过久，以实验前配制为宜。

荡，至沉淀刚刚溶解为止(注意氨水勿过量)①，即得托伦试剂。

将配好的托伦试剂分别倒入两支清洁的小试管中，各加 5～8 滴乙醛、丙酮，摇匀后置水浴(40～60℃)中微热几分钟②，观察现象。

2. 与斐林试剂反应 取斐林试剂甲、乙各 2ml 于一支试管中，混合均匀后分装在三支试管中，依次加入丙酮、乙醛、苯甲醛各 3～5 滴，振摇，置沸水浴中加热，观察现象③，并写出反应方程式。

3. 与品红亚硫酸试剂作用 取两支试管各加 1ml 品红亚硫酸试剂，分别加入乙醛和丙酮各 2～3 滴，观察现象。

4. 丙酮的检验 在一支试管中加入 1 滴丙酮和 5～8 滴 5%亚硝酰铁氰化钠溶液，然后加入 2 滴 2mol·L^{-1} 氢氧化钠溶液，观察溶液颜色变化。

五、注意事项

(1)亚硫酸氢钠的加成反应中，如无沉淀析出，可用玻璃棒摩擦试管内壁或加 2～3ml 乙醇并摇匀，静置 2～3min，再观察现象。

(2)要得到漂亮的银镜，与试管是否干净有很大关系。所用试管最好依次用硝酸、水和 2mol·L^{-1} 氢氧化钠溶液洗涤，再用自来水和蒸馏水淋洗。

六、思考题

(1)哪些物质能与饱和亚硫酸氢钠溶液作用产生结晶?

(2)碘仿反应可鉴别具有何种结构的物质?

实验十三　羧酸、羧酸衍生物及取代羧酸的性质

一、目的要求

(1)掌握羧酸及其衍生物的主要化学性质。

(2)掌握羟基酸和酮酸的化学性质。

(3)了解酮型—烯醇型互变异构现象。

二、实验原理

(一)羧酸的化学性质

羧酸均有酸性。一元羧酸的酸性小于无机酸而大于碳酸，都属于弱酸，但其中甲

---

① 加入过量氨水易生成具有爆炸性的雷酸银(AgONC)。另外，托伦试剂久置会生成爆炸性的氮化银，故使用托伦试剂时，现用现配。

② 加热时间不宜过长，温度不宜过高，以免生成雷酸银。实验完毕后，用稀硝酸分解、破坏。

③ 斐林试剂只与脂肪醛反应，不与芳香醛和酮作用。

酸酸性较强。多元羧酸（如草酸）的酸性大于饱和一元羧酸。羧酸是不易被氧化的，但甲酸可被氧化，因为甲酸的结构中含有醛基，故具有还原性，能在碱性溶液中将紫色的 $KMnO_4$ 还原为绿色的锰酸盐（MnO_4^{2-}），后者进一步被还原为黄褐色的 MnO_2 沉淀。草酸的结构特点是两个羧基直接相连，导致受热易发生脱羧反应。羧酸和醇在催化剂存在下受热可酯化生成酯。

(二)羧酸衍生物的化学性质

羧基上的羟基被其他原子或基团取代生成的产物叫做羧酸衍生物，如酰卤、酸酐、酯、酰胺均为羧酸衍生物，它们都可发生亲核取代反应，主要进行水解、醇解和氨解反应。

(三)取代羧酸的化学性质

取代羧酸是具有复合官能团的羧酸，是分子中除含羧基外还含有其他官能团的化合物，主要有羟基酸和酮酸。

1. 羟基酸 羟基酸是一类同时具有羟基和羧基两种官能团的化合物。羟基酸具有醇（或酚）和羧酸的双重性质，它们的化学性质决定于官能团之间相互影响的结果。例如，酒石酸的羧基具有酸性，能与氢氧化钾反应，先生成难溶于水的酒石酸氢钾，继续反应生成易溶于水的酒石酸二钾。酒石酸二钾分子中有两个羟基，羟基上的氢原子比较活泼，能与重金属氢氧化物作用，生成可溶性配盐[①]（参看甘油与氢氧化铜的反应）。又如，邻羟基苯甲酸（水杨酸），由于含有酚羟基，能与 $FeCl_3$ 溶液作用生成紫色的配合物。邻羟基苯甲酸在 $230\sim250℃$ 时可以发生脱羧反应，生成苯酚。

2. 酮酸 酮酸是含有羰基和羧基两种官能团的化合物，具有酮和羧酸的双重性质。由于这两种官能团的相互影响，使酮酸产生一些特殊的化学性质。如乙酰乙酸乙酯是酮酸的酯，由于分子中含有酮基，因此可与 2，4-二硝基苯肼作用。此外，它还可以与 $FeCl_3$ 溶液显色，使溴水褪色等，说明它具有双键的性质，因此乙酰乙酸乙酯存在酮型—烯醇型互变异构现象。

$$CH_3CCH_2COOCH_2CH_3 \Longrightarrow CH_3C{=}CHCOOCH_2CH_3$$

三、实验器材及试剂

1. 器材 大试管，小试管，吸管，带有软木塞的导管，玻璃棒，温度计（100℃），50ml 烧杯，铁架，石棉网，水浴锅或 500 ml 烧杯，带导管的试管，酒精灯。

2. 试剂 $0.1mol\cdot L^{-1}$ 甲酸，$0.1mol\cdot L^{-1}$ 乙酸，$0.1mol\cdot L^{-1}$ 草酸，$2mol\cdot L^{-1}$ NaOH，$0.1mol\cdot L^{-1}$ $KMnO_4$，$0.1mol\cdot L^{-1}$ $AgNO_3$，$2mol\cdot L^{-1}$ 氨水，$2mol\cdot L^{-1}$ HCl，$0.1mol\cdot L^{-1}$ KOH，$0.1mol\cdot L^{-1}$ $CuSO_4$，$0.1mol\cdot L^{-1}$ $FeCl_3$，异丙醇，冰乙酸，浓 H_2SO_4，苯甲酸乙酯，乙酸酐，无水乙醇，酒石酸，水杨酸粉末，饱和水杨酸，乙酰乙酸乙酯，饱和溴水，石灰水，2，4-二硝基苯肼试剂，pH 试纸，红色石蕊试纸，蓝色石蕊试纸。

---

①斐林试剂的配制就是利用此性质。凡是铜、铁、铝、锰、钴、镍、锑等离子，在碱性溶液中均可与酒石酸形成类似的可溶性化合物。

四、实验步骤

(一)羧酸的性质

1. 酸性　用干净玻璃棒分别蘸取 $0.1mol \cdot L^{-1}$ 甲酸、$0.1mol \cdot L^{-1}$ 乙酸、$0.1mol \cdot L^{-1}$ 草酸溶液于 pH 试纸上，观察其 pH。

2. 甲酸的特性　(1)与 $KMnO_4$ 的作用：取 10 滴 $0.1mol \cdot L^{-1}$ 甲酸溶液于试管中，然后加 10 滴 $2mol \cdot L^{-1}$ NaOH 溶液使呈碱性后(用红色石蕊试纸试验)，再加入 $0.1mol \cdot L^{-1}$ $KMnO_4$ 溶液 2～3 滴，观察试管中颜色的变化[①]。

(2)与托伦试剂的作用：取 10 滴 $0.1mol \cdot L^{-1}$ 甲酸溶液于一干净试管中。加 10 滴 $2 mol \cdot L^{-1}$ NaOH 溶液使其呈碱性(用红色石蕊试纸试验)。然后再加硝酸银的氨溶液(另取一支干净试管滴入 10 滴 $0.1mol \cdot L^{-1}$ $AgNO_3$ 溶液，加 3 滴 $2mol \cdot L^{-1}$ NaOH 溶液，逐滴加入 $2mol \cdot L^{-1}$ 氨水至生成的沉淀刚刚溶解为止)。加热至沸腾，观察现象。

3. 草酸的脱羧反应　取 0.5～1g 草酸，放在带有导管的试管中，使导管伸入另一盛有 2ml 石灰水的试管中，加热草酸，待有气泡连续发生后，观察石灰水试管内有何变化？

4. 酯化反应　取一支干燥试管加入 1ml 异丙醇和 10 滴冰乙酸，混合后再加 10 滴浓 H_2SO_4，振摇试管，并将它放在 60～70℃水浴中加热 5min，注意不要使试管内液体沸腾，然后将液体从试管中倒入盛有冷水的小烧杯中，观察生成酯的香味。

(二)羧酸衍生物的性质

1. 酯的水解　取一支大试管，加入苯甲酸乙酯 1ml 和 $2mol \cdot L^{-1}$ NaOH 溶液 5ml，将试管放在沸水浴中加热 20～30min，在加热过程中需不时取出振摇，然后使溶液冷却，用吸管将下层液吸取约 1ml 至小试管中，用 $2mol \cdot L^{-1}$ HCl 溶液酸化溶液，观察有无苯甲酸白色结晶析出。

2. 酸酐的醇解　在一支干燥的小试管中，加入乙酸酐 15 滴，再加无水乙醇 1.5ml，然后放在水浴中加热至沸，加入足量的 $2mol \cdot L^{-1}$ NaOH 溶液至呈弱碱性[②](用红色石蕊试纸试验)，嗅此混合物有无乙酸乙酯的香味。

(三)取代羧酸的性质

1. 酒石酸盐的生成及与 $Cu(OH)_2$ 的作用

(1)酒石酸的成盐：取一支小试管，加入 10 滴酒石酸溶液，在振摇下逐滴加入 $0.1mol \cdot L^{-1}$ KOH 溶液(约 5 滴)，剧烈振摇，观察现象？用石蕊试纸检查溶液是否呈酸性？然后继续小心加入 $0.1mol \cdot L^{-1}$ KOH 溶液呈碱性时，观察沉淀是否完全溶解？试管

---

①甲酸在碱性溶液中与 $KMnO_4$ 作用，紫红色反应液迅速转变而呈鲜绿色，几分钟后转变成为黄褐色沉淀。这是由于高锰酸钾在碱性溶液中氧化甲酸盐后，本身变成了鲜绿色的锰酸盐(MnO_4^{2-})，锰酸盐(MnO_4^{2-})继续氧化转变成二氧化锰黑色沉淀。

②乙酸酐的醇解作用最后用 NaOH 中和至弱碱性，一方面是为了把反应中产生的乙酸中和掉，另一方面又可把未反应的乙酸酐分解掉，从而使反应体系中不存在乙酸和乙酸酐。因为两者均有明显的、特殊的刺激气味，它们的存在既对人有刺激，又使乙酸乙酯的香味难被察觉到。

内的溶液留做下面试验。

（2）酒石酸二钾与氢氧化铜的作用：取一支试管，加入 3 滴 $0.1mol \cdot L^{-1}$ $CuSO_4$ 溶液，再加入 5 滴 $2mol \cdot L^{-1}$ NaOH 溶液后产生氢氧化铜沉淀。然后将上面实验制得的酒石酸二钾溶液慢慢加到氢氧化铜沉淀中观察沉淀是否溶解？生成何物？溶液呈什么颜色？

2. 水杨酸与 FeCl₃ 的反应及加热脱羧反应

（1）水杨酸与 $FeCl_3$ 的反应：取一支小试管，加入 5 滴饱和水杨酸溶液，再加入 1～2 滴 $0.1mol \cdot L^{-1}$ $FeCl_3$ 溶液观察有何颜色产生？此反应表明水杨酸分子中有什么结构存在？

（2）水杨酸的加热分解[①]：取少量水杨酸粉末装入一支具有导管的干燥试管中，将导管的末端插入一支盛有 2ml 石灰水的试管中，然后加热水杨酸粉末，使其熔化。继续加热至沸观察石灰水的变化。

3. 乙酰乙酸乙酯的化学性质

（1）酮式与 2，4-二硝基苯肼的反应：取一支小试管，加入 10 滴 2，4-二硝基苯肼试剂，再滴加 5 滴 $0.1mol \cdot L^{-1}$ 乙酰乙酸乙酯溶液，振摇片刻，观察现象。说明什么问题？

（2）烯醇式与 $FeCl_3$ 及溴水的作用——酮式和烯醇式的互变异构　取一支试管，加入 $0.1mol \cdot L^{-1}$ 乙酰乙酸乙酯溶液 1ml，再加入 $0.1mol \cdot L^{-1}$ $FeCl_3$ 溶液 2 滴，反应液呈紫红色。再向此溶液中加入饱和溴水 2～3 滴，则紫红色消失但稍待片刻后又呈紫色，解释现象产生的原因。

五、注意事项

（1）乙酰乙酸乙酯的酮式和烯醇式互变实验，必须仔细观察实验现象的变化。

（2）酯化反应加浓硫酸时，一定注意安全。

六、思考题

（1）如何用化学方法区别乳酸和酒石酸？

（2）为什么乙酰乙酸乙酯能与 2，4-二硝基苯肼反应，又能与 $FeCl_3$ 溶液和溴水反应？根据实验观察结果，解释酮型——烯醇型互变异构现象。

实验十四　含氮有机物的性质

一、目的要求

（1）掌握胺、酰胺及重氮化合物的结构及主要化学性质。

（2）学会某些含氮有机化合物的鉴定方法。

---

① 水杨酸的熔点为 159℃，继续加热至 230～250℃时，则脱羧而生成酚。但水杨酸在 76℃时即升华，为了使水杨酸不凝结在试管口，应将试管口向上倾斜，使熔化的水杨酸可流至试管底部而受热分解。

二、实验原理

(一) 胺

1. 苯胺的碱性 苯胺是一种芳香族伯胺，微溶于水，呈弱碱性，能与无机酸作用生成可溶性的盐。

$$\text{C}_6\text{H}_5-\text{NH}_2 + \text{HCl} \longrightarrow \text{C}_6\text{H}_5-\overset{+}{\text{N}}\text{H}_3\text{Cl}^-$$

2. 苯胺的溴代作用 由于氨基的强活化影响，苯环上邻位和对位氢原子的活泼性增加，容易发生取代反应。苯胺在室温下就很容易发生溴代，生成 2，4，6-三溴苯胺的白色沉淀。

$$\text{C}_6\text{H}_5-\text{NH}_2 + 3\text{Br}_2 \longrightarrow \text{(2,4,6-三溴苯胺)}\downarrow + 3\text{HBr}$$

3. 重氮化反应及偶联反应 苯胺等芳香族伯胺，在 5℃以下的酸性溶液中可以发生重氮化反应，生成重氮盐。重氮盐很不稳定，温度升高到 5℃以上，就分解放出氮气并生成酚。重氮盐在一定的条件下能与酚或芳香胺发生偶联反应，生成有颜色的偶氮化合物。

$$\text{C}_6\text{H}_5-\text{NH}_2 \xrightarrow[\text{0℃}]{\text{NaNO}_2+\text{HCl}} \text{C}_6\text{H}_5-\text{N}_2^+\text{Cl}^-$$

$$\text{C}_6\text{H}_5-\text{N}_2^+\text{Cl}^- + \text{HO}-\text{C}_6\text{H}_5 \xrightarrow[\text{0℃}]{\text{弱碱性}} \text{C}_6\text{H}_5-\text{N}=\text{N}-\text{C}_6\text{H}_4-\text{OH}$$

(二) 酰胺

尿素是一种二酰胺，具有一般酰胺的性质，但又具有特殊的反应。

1. 尿素的碱性 尿素可与硝酸或草酸作用，生成难溶于水的盐。

$$\text{H}_2\text{N}-\overset{\text{O}}{\underset{\|}{\text{C}}}-\text{NH}_2 + \text{HNO}_3 \longrightarrow \text{H}_2\text{N}-\overset{\text{O}}{\underset{\|}{\text{C}}}-\overset{+}{\text{N}}\text{H}_3\text{NO}_3^-$$

2. 尿素的水解 尿素在酸、碱或尿素酶的作用下可发生水解反应。

$$\text{H}_2\text{N}-\overset{\text{O}}{\underset{\|}{\text{C}}}-\text{NH}_2 + 2\text{NaOH} \xrightarrow{\triangle} \text{Na}_2\text{CO}_3 + 2\text{NH}_3\uparrow$$

3. 尿素与亚硝酸的作用 尿素与亚硝酸作用时，尿素分子中的氨基被羟基取代，生成酸并放出氮气。

$$\text{H}_2\text{N}-\overset{\text{O}}{\underset{\|}{\text{C}}}-\text{NH}_2 + 2\text{HNO}_2 \longrightarrow \text{H}_2\text{CO}_3 + 2\text{H}_2\text{O} + 2\text{N}_2\uparrow$$
$$\qquad\qquad\qquad\qquad\quad \longrightarrow \text{CO}_2\uparrow + \text{H}_2\text{O}$$

4. 尿素的特殊反应 将尿素加热至其熔点以上，则两分子尿素脱去一分子氨而生成缩二脲。

$$H_2N-\overset{\overset{\displaystyle O}{\|}}{C}-NH_2 + H_2N-\overset{\overset{\displaystyle O}{\|}}{C}-NH_2 \xrightarrow{160℃} H_2N-\overset{\overset{\displaystyle O}{\|}}{C}-\overset{\overset{\displaystyle H}{|}}{N}-\overset{\overset{\displaystyle O}{\|}}{C}-NH_2 + NH_3\uparrow$$

缩二脲分子中含有两个肽键。凡化合物分子中含有两个或两个以上肽键时，在碱性溶液中均可与铜盐生成紫红色的配合物，这种显色反应称为缩二脲反应。

三、实验器材及试剂

1. 器材　大试管，小试管，试管夹，酒精灯。

2. 试剂　苯胺，浓盐酸，饱和溴水，$0.1mol \cdot L^{-1}$ NaNO$_2$，碘化钾淀粉试纸，$0.1mol \cdot L^{-1}$ 盐酸苯胺，饱和乙酸钠溶液，苯酚碱溶液[①]，尿素，红色石蕊试纸，$0.1mol \cdot L^{-1}$ CuSO$_4$，$0.1mol \cdot L^{-1}$ 尿素，浓 HNO$_3$，饱和草酸溶液，$2mol \cdot L^{-1}$ NaOH，冰乙酸。

四、实验步骤

(一)胺的性质

1. 苯胺的碱性　取 1ml 水于小试管中，加 2 滴苯胺，振荡即成乳浊液，加 2～3 滴浓 HCl 溶液，振荡，观察现象。

2. 苯胺的溴代反应　取 2ml 水于小试管中，加 1 滴苯胺并振荡，再加 2～3 滴饱和溴水，观察现象。

3. 重氮盐的制备　加 1ml 苯胺、1.5ml 水和 3ml 浓盐酸于一大试管中，把试管放入冰水浴中冷却，搅拌 1min，保持温度为 0～5℃。边搅拌边逐滴加入 $0.1mol \cdot L^{-1}$ NaNO$_2$ 溶液，至反应液刚刚能使碘化钾淀粉试纸[②]变色[③]，并且搅拌 2min 后仍能使该试纸变色为止，便得到氯化重氮苯溶液[④]，把该溶液仍保持在冰水浴中。

(二)重氮盐的性质

1. 放氮反应　取上面得到的氯化重氮苯溶液 1ml 于小试管中，将试管放在 50～60℃的水浴中加热，观察现象，待试管冷却后嗅管中苯酚的气味。

2. 偶联反应　在两支小试管中各加入 1ml 上面得到的氯化重氮苯溶液。然后在第一支试管中加入 $0.1mol \cdot L^{-1}$ 盐酸苯胺溶液和饱和乙酸钠溶液各 1ml[⑤]，观察现象。在第二支试管中加入 4～6 滴苯酚碱溶液，振荡，观察现象。

[①]苯酚碱溶液配制：将 1g 苯酚溶于 20ml $2mol \cdot L^{-1}$ NaOH 溶液中即可。

[②]碘化钾淀粉试纸的制备：将 3g 可溶性淀粉与 25ml 水搅拌均匀后，加入 225ml 沸水中，再加入 1gKI 及 1gNa$_2$CO$_3$，加水稀释至 500ml。将滤纸用此溶液浸湿，晾干后即可使用。

[③]大约加 15 滴 NaNO$_2$ 溶液后开始检验，每次检验要在滴加 NaNO$_2$ 溶液并用玻璃搅拌 2～3min 之后。检验时用玻璃棒蘸取混合液于试纸上，观察接触处是否出现蓝色。到达重氮化终点后，若再加 NaNO$_2$ 溶液，NaNO$_2$ 就与盐酸生成亚硝酸，亚硝酸氧化碘化钾而使试纸显蓝色。

[④]氯化重氮苯溶液应为无色或棕色透明溶液。若溶液呈现较深的红棕色，可能是温度没控制好。温度高于 5℃，氯化重氮苯就分解成苯酚，苯酚再与未分解的氯化重氮苯偶联而生成有颜色的物质。

[⑤]加 1ml 饱和乙酸钠溶液，如不出现黄色沉淀，可再加一些饱和乙酸钠溶液，直到有黄色沉淀析出。

(三)酰胺的性质

1. 尿素的碱性　取两支小试管，分别加入 5 滴 0.1mol·L⁻¹ 尿素溶液，然后分别加 5 滴浓 HNO₃ 和 5 滴饱和草酸溶液，观察现象。

2. 尿素的水解　取 1ml 2mol·L⁻¹ NaOH 溶液于小试管中，加 10 滴 0.1mol·L⁻¹ 尿素溶液，将试管中的溶液加热至沸，用湿润的红色石蕊试纸放在试管口上，观察现象。

3. 缩二脲反应　称取尿素约 0.1g 于小试管中，小心加热至熔化，继续加热并嗅所产生的气味或用湿润的红色石蕊试纸放在试管口上检验。最后加热至试管中有固体物质凝固为止，该固体即为缩二脲。

上述试管冷却后，加入 3ml 水和 5 滴 2mol·L⁻¹ NaOH 溶液，加热使固体溶解，然后再加 3～4 滴 0.1mol·L⁻¹ CuSO₄ 溶液，观察现象。

五、注意事项

(1)苯胺有毒，注意不要接触皮肤，易经皮肤吸收。
(2)注意区分缩二脲的生成和缩二脲反应。

六、思考题

(1)放氮反应与偶联反应的区别何在？
(2)何谓重氮化反应？此反应为什么必须在低温、强酸性条件下进行？
(3)用碘化钾淀粉试纸来检验重氮化反应的终点，所根据的原理是什么？

实验十五　糖的性质

一、目的要求

(1)掌握糖(单糖、二糖、多糖)的主要化学性质。
(2)熟悉各类糖的常用鉴定方法。

二、实验原理

糖类是自然界中广泛存在的一类有机化合物，它是一类具有多羟基醛(酮)结构，或者通过水解能产生多羟基醛(酮)结构的物质。例如，葡萄糖、鼠李糖、岩藻糖是多羟基醛；果糖是多羟基酮；淀粉和纤维素水解可以产生葡萄糖。

单糖和具有半缩醛羟基的二糖具有还原性，叫做还原糖，它们可以与托伦试剂、斐林试剂和班氏试剂发生氧化反应。无半缩醛羟基的二糖和多糖无还原性，不能还原上述试剂。蔗糖虽然本身无还原性，但水解后生成等物质的量的葡萄糖和果糖，可以还原班氏试剂。淀粉为多糖，本身无还原性，但水解生成麦芽糖和葡萄糖后具有还原性。需要注意的是，二糖和多糖的水解反应速率较慢，可用酶或者酸作为催化剂。单糖还可以发生成脎反应。还原糖与盐酸苯肼所生成的糖脎是结晶，难溶于水。糖脎生成的速度和结晶形状以及熔点等均因糖的不同而不同，因此利用糖脎的生成可以鉴别、分离不同的单糖。另外，某些糖类在强酸的作用下能与酚类作用，生成有颜色的物质，这些反应可以用于定性鉴别。例如，果糖与西里瓦诺夫试剂在加热条件下很快呈现鲜红色；葡萄糖虽然也能发生此反应，但速度明显减慢。除了上述性质之外，某些糖类还具有一些特殊的性质，例如淀粉遇碘变蓝等。

三、实验器材及试剂

1. 器材 试管，酒精灯，试管夹，烧杯，玻璃棒，红色石蕊试纸，秒表，显微镜。

2. 试剂 0.1mol·L^{-1} 葡萄糖，0.1mol·L^{-1} 果糖，0.1mol·L^{-1} 乳糖，0.1mol·L^{-1} 麦芽糖，0.1mol·L^{-1} 蔗糖，0.1mol·L^{-1} 淀粉，3mol·L^{-1} H$_2$SO$_4$，0.1mol·L^{-1} Na$_2$CO$_3$，0.1mol·L^{-1} 乙酸钠溶液，碘水，班氏试剂[①]，斐林试剂，西里瓦诺夫试剂[②]，盐酸苯肼试剂[③]，2mol·L^{-1} 氨水，0.1mol·L^{-1} 硝酸银。

四、实验步骤

(一)糖的还原反应

1. 与斐林试剂反应 取五支试管，依次编好号码，各加入 2.5ml 斐林试剂，然后分别加入 0.5ml 0.1mol·L^{-1} 葡萄糖、0.1mol·L^{-1} 果糖、0.1mol·L^{-1} 麦芽糖、0.1mol·L^{-1} 蔗糖、0.1mol·L^{-1} 淀粉溶液，振荡后，用 60℃ 左右水浴加热 2～3min，观察并比较现象。

2. 与班氏试剂反应 取五支试管，依次编好号码，各加入 1ml 班氏试剂，然后分别加入 10 滴 0.1mol·L^{-1} 葡萄糖、0.1mol·L^{-1} 果糖、0.1mol·L^{-1} 麦芽糖、0.1mol·L^{-1} 蔗糖、0.1mol·L^{-1} 淀粉溶液。振荡后，用 60℃ 左右水浴加热 3～5min，观察并比较现象。

3. 与托伦试剂反应 取五支试管，依次编好号码，各加入 1ml 新配制的托伦试剂，然后分别加入 1ml 0.1mol·L^{-1} 葡萄糖、0.1mol·L^{-1} 果糖、0.1mol·L^{-1} 麦芽糖、0.1mol·L^{-1} 蔗糖、0.1mol·L^{-1} 淀粉溶液。振荡后，于 60～80℃ 水浴中加热数分钟，观察并比较现象。

(二)糖(二糖与多糖)的水解反应

1. 蔗糖水解 取两支试管，分别加入 4ml 0.1mol·L^{-1} 蔗糖溶液，向其中一支管中加入 4 滴 3mol·L^{-1} H$_2$SO$_4$ 溶液，混合均匀，再将两支试管置于沸水浴中 10min 左右，取出冷却

---

①班氏试剂的配制：取 17.3g 柠檬酸钠和 10gNa$_2$CO$_3$，溶于 70ml 蒸馏水中，若溶解不全，可稍加热。另取 13.7g 硫酸铜溶于 10ml 蒸馏水中，然后慢慢地将该硫酸铜溶液倾入已冷却的上述溶液中，加蒸馏水至 100ml。

②西里瓦诺夫试剂的配制：0.25g 间苯二酚溶于 100 ml 浓盐酸中，然后再加蒸馏水至 200ml。

③盐酸苯肼试剂的配制：将 2.5g 盐酸苯肼溶于 50ml 水中(如溶解不完全，可稍加热)，加入 9g CH$_3$COONa·3H$_2$O(起缓冲作用，保持 pH 为 4～6)。若有颜色，可加少许活性炭脱色。过滤，把滤液保存在棕色试剂瓶中。该试剂久置失效，应用时现配。苯肼有毒，使用时勿让其接触皮肤。如不慎触及，应立即用 0.1mol·L^{-1} 乙酸溶液冲洗，再用肥皂洗涤。

后，用 $0.1mol \cdot L^{-1}$ Na_2CO_3 溶液将溶液中和至显碱性(可使红色石蕊试纸变蓝)。将所得的溶液分别与班氏试剂反应，观察有何现象。

2. 淀粉水解 取两支试管，分别加入 4ml $0.1mol \cdot L^{-1}$ 淀粉溶液，向其中一支试管中加入 4 滴 $3mol \cdot L^{-1}$ H_2SO_4 溶液，混合均匀，再将两支试管置于沸水浴中加热 20～25min 后，取出冷却后，用 $0.1mol \cdot L^{-1}$ Na_2CO_3 溶液中和至溶液显碱性。将所得的溶液分别与班氏试剂反应，观察有何现象。

(三)糖脎反应

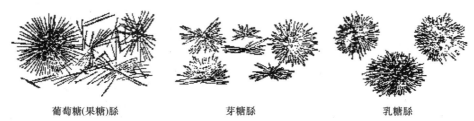

葡萄糖(果糖)脎   芽糖脎   乳糖脎

图 3-15-1   几种糖脎的晶形结构

取四支试管，依次编好号码，分别加入 1ml $0.1mol \cdot L^{-1}$ 葡萄糖、$0.1mol \cdot L^{-1}$ 果糖、$0.1mol \cdot L^{-1}$ 麦芽糖和 $0.1mol \cdot L^{-1}$ 乳糖溶液，再各加入 1ml 新配制的盐酸苯肼试剂，用棉花塞住管口。将试管振荡后置于沸水浴中，加热 35min。取出试管，自行冷却，即有晶体析出(必要时可用玻璃棒摩擦试管壁以帮助结晶)。记录各种糖脎的形成时间。用玻璃棒蘸取少许结晶于载玻片上，用显微镜观察比较各种糖脎的晶形(图 3-15-1)。

(四)糖的颜色反应

取四支试管，依次编号后各加入 1ml 西里瓦诺夫试剂，再分别加入 5 滴 $0.1mol \cdot L^{-1}$ 葡萄糖、$0.1mol \cdot L^{-1}$ 果糖、$0.1mol \cdot L^{-1}$ 麦芽糖、$0.1mol \cdot L^{-1}$ 蔗糖，摇匀后将五支试管同时放入沸水浴中加热，观察各试管中的颜色变化，并比较显色次序。

(五)淀粉的碘实验

取一支试管，加入 2ml $0.1mol \cdot L^{-1}$ 淀粉溶液，再加入 2 滴碘水，观察有何现象？继续加入 2 滴 $3mol \cdot L^{-1}$ H_2SO_4 溶液后，置于沸水浴中加热 20～25min，有何变化？待溶液冷却后，蓝色是否重现？请解释之。

五、注意事项

(1)苯肼毒性很大，操作时，应避免触及皮肤，如不慎触及，应先用 $0.1mol \cdot L^{-1}$ 乙酸冲洗，再用肥皂洗涤，为防止苯肼蒸气中毒，要用棉花堵塞管口，以减少苯肼蒸气逸出。

(2)自然冷却有利于获得较大的结晶，便于用显微镜观察。麦芽糖和乳糖更是如此。

六、思考题

(1) 哪些糖具有还原性？为什么？

(2) 蔗糖与班氏试剂长时间加热时，有时也能得到正性结果？怎样解释此现象？

(3) 为什么葡萄糖和果糖的糖脎晶形相同？

第四部分 合成实验

本部分实验包括基础有机合成和药物合成。基础有机合成实验可使学生了解合成的基本流程，掌握合成的基本原理、条件控制、分离提纯及定性鉴别技术，在基础合成的基础上，通过一些具有代表性的药物合成实验，使学生在药物合成实验设计和基本技能等方面得到比较系统的训练。

4.1　基础有机合成

按照卤代烃、醇、酚、醚、醛、酮、羧酸、含氮化合物等的顺序，共选择了 16 个合成实验，希望通过本部分实验，使学生对有机合成的过程有一个较为全面的了解。

实验十六　1-溴丁烷的制备

一、目的要求

(1) 学习由醇制备溴代烃的原理及方法。
(2) 练习回流及有害气体吸收装置的安装与操作。
(3) 进一步巩固洗涤、干燥、蒸馏等操作。

二、实验原理

1-溴丁烷可用作烷基化试剂、溶剂、稀有元素萃取剂等，正丁醇与氢溴酸反应可制得 1-溴丁烷，由于正丁醇与溴化氢的反应是可逆反应，可以通过 HBr 过量来提高产率，并用 NaBr 和 H_2SO_4 代替 HBr，边生成 HBr 边反应，这样可提高 HBr 的利用率，H_2SO_4 还起到催化脱水作用，但硫酸的存在也会使醇脱水生成烯烃和醚等副产物，反应式如下：

主反应　$NaBr + H_2SO_4 \longrightarrow HBr + NaHSO_4$

$\quad\quad\quad C_4H_9OH + HBr \Longrightarrow C_4H_9Br + H_2O$

副反应　$C_4H_9OH \xrightarrow{H_2SO_4} C_2H_5CH = CH_2 + H_2O$

$\quad\quad\quad 2C_4H_9OH \xrightarrow{H_2SO_4} C_4H_9OC_4H_9 + H_2O$

$\quad\quad\quad HBr + H_2SO_4 \longrightarrow Br_2 + SO_2 + H_2O$

粗产品中含有未反应的醇和副反应生成的醚，用浓 H_2SO_4 洗涤可将它们除去，二者能与浓 H_2SO_4 形成锌盐：

$$C_4H_9OH + H_2SO_4 \longrightarrow \left[C_4H_9 \overset{+}{O}H_2 \right] HSO_4^-$$

$$C_4H_9OC_4H_9 + H_2SO_4 \longrightarrow \left[C_4H_9 \underset{H}{\overset{+}{O}} C_4H_9 \right] HSO_4^-$$

如果 1-溴丁烷中含有正丁醇，蒸馏时会形成沸点较低的前馏分（1-溴丁烷和正丁醇的共沸混合物沸点为 98.6℃，含正丁醇 13%），而导致精制品产率降低。

反应过程中，为减少 HBr 的散失，提高反应产率，本实验采用加热回流法进行反应，即要在反应器上安装回流了冷凝管，使易挥发的物质通过冷凝后由气态重新变为液态，从而回流到反应器内继续反应。HBr 有毒，为进一步防止 HBr 逸出，污染环境，在回流的同时需要安装气体吸收装置。

三、实验器材及试剂

1. 器材 250ml 圆底烧瓶，球形冷凝管，常压蒸馏装置，磁力搅拌电热套，搅拌磁子，分液漏斗，烧杯，锥形瓶。

2. 试剂 正丁醇，溴化钠，浓硫酸，0.1mol·L^{-1} 碳酸氢钠溶液，亚硫酸氢钠，无水氯化钙。

四、实验步骤

(一)投料

250ml 圆底烧瓶中加入 20ml 水，并小心缓慢地加入 20ml 浓硫酸，混合均匀后冷却至室温，再依次加入 13ml 正丁醇、17g 无水溴化钠，充分摇匀后加入搅拌磁子。

(二)仪器安装

装上回流冷凝管和气体吸收装置（如上图 4-16-1(a)）。取一温度计套管及一长颈玻璃漏斗，用橡皮管将温度计套管及长颈玻璃漏斗相连，长颈玻璃漏斗倒置在一盛有水的烧杯上，使漏斗口接近水面但不要没入水中，以防水倒吸。

(三)加热回流

以磁力搅拌电热套为热源，调节加热速率使反应物保持沸腾而又平稳回流。回流约需 30min。加热时，开始不要加热过猛，否则，反应生成的 HBr 来不及反应就会逸出，另外反应混合物的颜色也会很快变深。由于无机盐水溶液密度较大，反应不久会产生分层，上层液体为 1-溴丁烷。

(四)分离粗产品

反应完成后，待反应液冷却，卸下回流冷凝管，改为蒸馏装置（如上图 4-1-16-1b），蒸出粗产品 1-溴丁烷，当蒸气温度持续上升到 105℃ 以上而馏出液增加缓慢时即可停止蒸馏。当无产品蒸出后，若继续蒸馏，馏出液又会逐渐变黄，呈强酸性。这是由于蒸出的是 HBr

的水溶液，HBr 被硫酸氧化生成 Br$_2$，不利于后续的纯化。

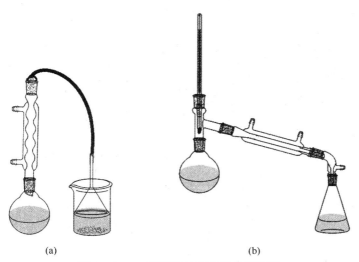

(a)   (b)

图 4-16-1   1-溴丁烷的制备及分离装置

（五）洗涤粗产品

将馏出液转入分液漏斗中，用等体积的水洗涤，将油层从下面放入一个干燥的小锥形瓶中，分两次加入 6ml 浓硫酸洗涤（除去粗产物中的少量未反应的正丁醇及副产物正丁醚、1-丁烯、2-丁烯），每一次都要充分摇匀，如果混合物发热，可用冷水浴冷却。将混合物转入分液漏斗中，静置分层，放出下层的浓硫酸。有机相依次用等体积的水（如果产品有颜色，可加入少量亚硫酸氢钠，振摇几次除去）、0.1mol·L^{-1} 的碳酸钠溶液、水（除残留碱）洗涤后，转入干燥的锥形瓶中，加入 2g 左右的块状无水氯化钙干燥，间歇摇动锥形瓶，至溶液澄清为止。

（六）收集产物

将干燥好的产物转入蒸馏瓶中（勿使干燥剂进入烧瓶中），加入几粒沸石，用电热套加热蒸馏，收集 99～103℃的馏分。由于干燥时间较短，水一般不易除尽，因此，水和产品形成的共沸物会在 99℃以前就被蒸出来，这称为前馏分，不能作为产品收集，要另用瓶接收，等到 99℃后，再用事先称重的干燥的锥形瓶接收产品。

五、注意事项

(1)加料时，不要让溴化钠黏附在液面以上的烧瓶壁上，加完物料后要充分摇匀，防止硫酸局部过浓，加热就会产生氧化副反应，使产品颜色加深。

$$2NaBr+3H_2SO_4 \longrightarrow Br_2+SO_2+2NaHSO_4+2H_2O$$

(2)如果粗蒸时蒸出的 HBr 洗涤前未除尽，加入浓硫酸后就被氧化生成 Br$_2$，而使油层和酸层都变为橙黄色或橙红色。

(3)洗涤粗产品时注意正确判断产物的上下层关系。

六、思考题

(1)1-溴丁烷制备实验为什么用回流反应装置？

(2)1-溴丁烷制备实验为什么用球型而不用直型冷凝管做回流冷凝管？

(3)什么时候用气体吸收装置？怎样选择吸收剂？

(4)1-溴丁烷制备实验中，用浓硫酸洗涤的目的是什么？

实验十七　二苯甲醇的制备

一、目的要求

(1)学习还原法制备二苯甲醇的实验原理和方法。

(2)巩固重结晶的操作方法。

二、实验原理

二苯甲醇为无色针状结晶，主要用于有机合成，医药工业作为苯甲托品，苯海拉明的中间体。

二苯甲醇可利用二苯甲酮通过多种还原剂还原得到。在碱性醇溶液中用锌粉还原，是制备二苯甲醇常用的方法，适用于中等规模的实验室制备。对于小量合成，硼氢化钠是更理想的试剂。本实验采用锌粉还原。

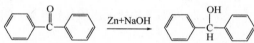

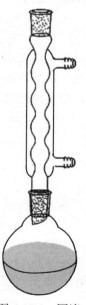

图 4-17-1　回流装置

三、实验器材及试剂

1. 器材　磁力加热搅拌器，球形冷凝管，100℃温度计，100ml 圆底烧瓶，100ml 量筒，减压抽滤装置，烧杯，恒温水浴。

2. 试剂　二苯甲酮，NaOH，95%乙醇溶液，无水乙醇，锌粉，石油醚。

四、实验步骤

(一)投料

在装有冷凝管的 100ml 的圆底烧瓶中，依次加入 3.0gNaOH、2.8g $C_6H_5COC_6H_5$、3.0g Zn 粉和 30ml 95 %的乙醇溶液。

(二)加热回流

二苯甲醇的制备装置如图 4-17-1 所示。反应微微放热，充分搅拌反应物，约 30min 后，在 80℃的水浴上加热搅拌 2h，使反应完全(多数情况下，加热 40min 左右体系开始变成棕黄色或棕色)。

(三)分离粗产品

冷却，减压抽滤，固体用少量 95%乙醇溶液洗涤。滤液倒入 150ml 用冰水浴冷却的水中，振摇均匀后用浓盐酸小心酸化，调节溶液的 pH=5~6，出现白色沉淀，减压抽滤，得粗产品，粗产物在空气中晾干。

(四)重结晶

晾干后的粗产物用适量石油醚(60~90℃)重结晶，干燥，得二苯基甲醇(无色针状晶体，熔点 69℃)。由于实验过程中，二苯甲醇很难溶于石油醚，可改用石油醚：无水乙醇=3：1混合溶液进行重结晶。

五、注意事项

(1)二苯甲酮和氢氧化钠必须研碎，否则反应很难进行。
(2)锌粉应后加，便于振摇。
(3)反应过程要不断搅拌，此步骤是实验成败关键。
(4)反应液颜色为灰黑色为正常。若溶液发红，表示反应不成功。
(5)酸化时，溶液的酸性不宜太强，否则难于析出固体。

六、思考题

(1)反应过程中为什么要不断地搅拌？
(2)实验中滴加浓盐酸的作用是什么？

实验十八 正丁醚的制备

一、目的要求

(1)掌握醇分子间脱水制备醚的反应原理和实验方法。
(2)学习使用分水器的实验操作。

二、实验原理

醚是有机合成中常用的溶剂，醇分子间脱水生成醚是制备醚的简单方法，用浓硫酸做催化剂，在不同温度下得到的产物也不相同，因此反应中要严格控制实验温度。

$$主反应 \quad 2C_4H_9OH \xrightarrow{H_2SO_4} C_4H_9OC_4H_9 + H_2O$$

$$副反应 \quad C_4H_9OH \xrightarrow{H_2SO_4} CH_3CH_2CH=CH_2 + H_2O$$

为提高反应产率,本实验,常采用分水器使生成的水迅速脱离反应体系。分水器(如下图 4-18-1)是有机制备实验中常用的一种玻璃仪器,操作中要求先将分水器放满水(水位与支管口相平),再放掉 X ml 的水,X 略大于理论失水量,在制备过程中随着加热回流,产生的有机液体和水在分水器中滞留分层,水通过有机层并到下层(反应前加入的)水层中,直至水层逐渐增至支管口处时为反应终点。

三、实验器材及试剂

1. 器材 100ml 三口瓶,分水器,球形冷凝管,温度计,电热套,分液漏斗,常压蒸馏装置。

2. 试剂 正丁醇,浓硫酸,无水氯化钙,2mol·L^{-1} 氢氧化钠溶液,饱和氯化钙溶液。

四、实验步骤

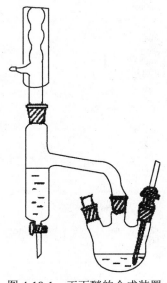

图 4-18-1 正丁醚的合成装置

(一)投料

在 100ml 三口烧瓶中,加入 15.5ml 正丁醇、2.2ml 浓硫酸和几粒沸石,摇匀后,一口装上温度计,温度计插入液面以下,另一口装上分水器,分水器的上端接回流冷凝管(如图 4-18-1)。先在分水器内放置(V-2)ml 水。

(二)以电热套为热源加热回流分水

小火加热至微沸,回流,进行分水。反应中产生的水经冷凝后聚集在分水器的下层,上层有机相升至分水器支管时,即可返回烧瓶。大约经 1h 后,三口瓶中反应液温度可达 134~136℃。当分水器全部被水充满时停止反应。若继续加热,则反应液变黑并有较多副产物烯生成。

(三)分离粗产物

将反应液冷却至室温倒入盛有 25ml 水的分液漏斗中,充分振摇,静置后弃去下层液体,上层为粗产物。

(四)洗涤粗产物

粗产物依次用 15ml 水、10ml 氢氧化钠溶液、10ml 水、10ml 饱和氯化钙洗涤,最后用无水氯化钙干燥。

(五)收集产物

将干燥好的产物移至小蒸馏瓶中,蒸馏,收集 139~142℃ 的馏分,n_D^{20}=1.3992。

五、注意事项

(1)加入硫酸后须振荡，以使反应物混合均匀。

(2)本实验根据理论计算失水体积为 15ml，故分水器放满水后先放掉约 2ml 水。

(3)制备正丁醚的适宜温度是 130～140℃，但开始回流时，这个温度很难达到，因为正丁醚可与水形成共沸点物（沸点 94.1℃，含水 33.4%）；另外，正丁醚、水及正丁醇形成三元共沸物（沸点 90.6℃，含水 29.9%，正丁醇 34.6%），正丁醇也可与水形成共沸物（沸点 93℃，含水 44.5%），故应在 100～115℃反应一个半小时之后才可达到 130℃以上。

六、思考题

(1)如何得知反应已经比较完全？

(2)反应物冷却后为什么要倒入 25ml 水中？各步的洗涤目的是什么？

(3)能否用本实验方法由乙醇和 2-丁醇制备乙基仲丁基醚？用什么方法比较好？

实验十九　双酚 A 的制备

一、目的要求

(1)学习双酚 A 的制备原理和方法。

(2)熟悉和掌握回流、重结晶、过滤等操作。

二、实验原理

双酚 A（bisphenol A，BPA）是一种用途很广泛的化工原料，是聚碳酸酯、双酚 A 型环氧树脂、聚苯醚和阻燃剂四溴双酚 A 的合成原料，也可以用作电线防老剂，油漆、油墨等的抗氧剂和增塑剂，还可用作聚氯乙烯塑料的热稳定剂。双酚 A 主要是通过苯酚和丙酮的缩合反应来制备，一般用盐酸、硫酸等质子酸作为催化剂。苯酚的邻、对位氢原子很活泼，可与羰基化合物发生缩合反应。用液状石蜡作分散剂，可防止产物结块。

$$2 \bigcirc\!\!-OH + CH_3COCH_3 \xrightarrow{催化剂} HO-\bigcirc\!\!\overset{CH_3}{\underset{CH_3}{C}}\!\!-\bigcirc\!\!-OH + H_2O$$

三、实验器材及试剂

1. 器材　三口烧瓶，恒压滴液漏斗，加热回流装置，集热式磁力搅拌器，减压过滤装置。

2. 试剂 苯酚，丙酮，浓盐酸，浓硫酸，液状石蜡，50%乙醇溶液，硫化钠。

四、实验步骤

(一)合成

在已干燥的三口烧瓶中加入 10g 苯酚，10ml 液状石蜡，然后加入 2 滴浓硫酸和 0.5g 硫化钠。通过滴液漏斗缓慢加入 12ml 浓盐酸，加完后，由另一个滴液漏斗缓慢加入 4ml 丙酮。匀速搅拌，缓慢加热，控制水浴温度 30～40℃。搅拌持续 1.5～2h 后，液体会变得相当稠厚。将上述液体细流状倒入 50ml 冰水中，充分搅拌，静置，充分冷却结晶。

(二)精制

将上述溶液倒入布氏漏斗中抽滤，所得到的固体用大量冷水冲洗至中性为止(接洗涤后的水，用玻璃棒蘸取，测其 pH=7)，彻底抽干后，得粗产品。

将粗产品转入 50ml 烧杯中，加入 10ml 50%乙醇溶液，加热溶解，趁热过滤，取滤液，置于冷水中冷却，重结晶，抽滤，分离产物。烘干，称重，计算产率。

五、注意事项

(1)苯酚的称取和加料时小心操作。苯酚熔点 43℃，常温下为固体。苯酚具有腐蚀性，苯酚加料完成后立即洗手。

(2)水浴温度严格控制在 30～40℃。

(3)反应混合物倒入冷水中，若无固体，可用玻棒摩擦液面下的烧杯内壁或使劲搅拌。

(4)抽滤时应使用两张滤纸，否则强酸性条件滤纸易被抽穿。

六、思考题

(1)两分子苯酚、一分子丙酮在酸的催化下，会生成几种异构体？

(2)除了本实验中所用到的方法，双酚 A 还有哪些制备方法？

实验二十　正丁醛的制备

一、目的要求

(1)掌握由伯醇制备醛的原理和方法。

(2)学习分馏柱的使用。

二、实验原理

正丁醛是无色透明液体，有窒息性气味，微溶于水，溶于乙醇、乙醚等多数有机溶剂。

常用作树脂、塑料增塑剂、硫化促进剂、杀虫剂等的中间体。铬酸氧化法可用于制备低分子量的醛，实验室制备正丁醛，最常用的方法是将正丁醇用铬酸氧化。为了防止反应混合物中过量的氧化剂将生成的醛进一步氧化成酸，一般是将铬酸滴加到热的酸性醇液中，并及时把较低沸点的醛从反应混合物中蒸出。

$$主反应\quad CH_3(CH_2)_2CH_2OH \xrightarrow[H_2SO_4]{Na_2Cr_2O_7} CH_3(CH_2)_2CHO$$
$$\text{bp.}\quad 117℃ \qquad\qquad\qquad 75℃$$

$$副反应\quad CH_3(CH_2)_2CHO \xrightarrow[H_2SO_4]{Na_2Cr_2O_7} CH_3(CH_2)_2COOH$$

三、实验器材及试剂

1. 器材　三口烧瓶，圆底烧瓶，磁力搅拌器，恒压滴液漏斗，分馏装置，分液漏斗，温度计。

2. 试剂　正丁醇，重铬酸钠，浓硫酸，无水硫酸镁。

四、实验步骤

(一)合成

在 250ml 烧杯中，加入 83ml 水和 15g 重铬酸钠，溶解后，将烧杯置于冷水中，不断搅拌下，缓缓加入 11ml 浓硫酸，将配好的氧化剂溶液倒入滴液漏斗中。

如图 4-20-1 安装反应仪器。向 250ml 三口烧瓶里放入 14ml 正丁醇及搅拌磁子。小火加热至正丁醇微沸，当有蒸气上升至分馏柱的底部时，开始滴加氧化剂溶液，控制滴液速度，使分馏柱顶部的温度不超过 78℃。此时，生成的正丁醛不断馏出。由于氧化反应是放热反应，在加料时要注意温度变化，控制柱顶温度不低于 71℃，又不高于 78℃。当氧化剂全部加完后，继续用小火加热约 15～20min。当温度计读数超过 90℃时，停止加热。将收集到的粗产品倒入分液漏斗中，分去水层。把上层的油状物倒入干燥的小锥形瓶中，加入 1～2g 无水硫酸镁干燥。

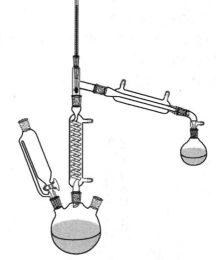

图 4-20-1　制备正丁醛装置

(二)分离产物

将装置改为蒸馏装置，把澄清透明的粗产品倒入圆底烧瓶中，加热，收集 70～80℃的馏分。继续蒸馏，收集 80～120℃的馏分，回收正丁醇。

五、注意事项

(1)正丁醛和水一起蒸出，接收瓶要用冰浴冷却。正丁醛和水形成二元恒沸混合物，其沸点为 68℃，恒沸物含正丁醛 90.3%。正丁醇和水也形成二元恒沸混合物，其沸点为 93℃，恒沸物含正丁醇 55.5%。

(2) 重铬酸钠以及还原产物三价铬离子均有毒，操作时切勿溅到皮肤上。

六、思考题

(1) 反应时，能否将正丁醇加入到重铬酸钠溶液中来制备正丁醛？为什么？

(2) 为什么本实验中正丁醛的产率低？

实验二十一　环己酮的制备

一、目的要求

(1) 学习过氧化氢氧化法制备环己酮的原理和方法。

(2) 巩固萃取、洗涤、干燥、蒸馏等基本操作。

二、实验原理

醇的选择性氧化是有机合成反应中的一个重要反应，其反应产物醛、酮等是合成药物、维生素、香料及合成纤维等复杂化合物的重要中间体。环己酮是环己醇的氧化产物，它是一种重要的有机化工原料，是制备己内酰胺、己二酸、尼龙 66 的主要中间体。广泛应用于纤维、合成橡胶、工业涂料、医药、农药、有机溶剂等工业。工业上常用铬酸或高锰酸钾氧化伯醇或仲醇的方法制备脂环醛酮，但铬酸和高锰酸钾的还原产物对环境有害，本实验以 $30\%H_2O_2$ 为清洁氧化剂，用 $FeCl_3$ 为催化剂，催化氧化环己醇制备环己酮，反应方程式为：

$$\text{（环己醇）}-OH \xrightarrow[\text{FeCl}_3]{30\%H_2O_2} \text{（环己酮）}=O$$

三、实验器材及试剂

1. 器材　三口烧瓶，磁力搅拌器，恒压滴液漏斗，加热回流装置，常压蒸馏装置，分液漏斗。

2. 试剂　环己醇，氯化钠，30%过氧化氢，氯化铁，无水硫酸镁。

四、实验步骤

(一)合成

将装有搅拌磁子的 250ml 三口烧瓶安装于磁力搅拌器上，如图 4-21-1 所示，装上回流冷凝管、温度计、滴液漏斗。向

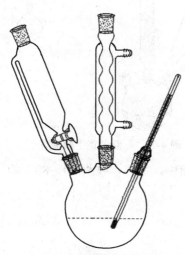
图 4-21-1　制备环己酮装置

烧瓶中依次加入 10.5ml 环己醇、2.5g 氯化铁催化剂，通过滴液漏斗缓慢滴加 3ml 30%H_2O_2，控制反应温度 55~60℃，过氧化氢滴加完后，继续反应 30min，反应完全后反应液呈墨绿色。

(二)分离产物

反应完成后，向三口烧瓶中加 60ml 水，改为蒸馏装置，将环己酮和水一起蒸出，直到馏出液不再浑浊。再多蒸出约 15~20ml，收集约 50ml 馏出液。馏出液中加入精盐使其饱和(降低环己酮的溶解度，有利于环己酮的分层)，用分液漏斗分出有机层，水层用 15ml 无水乙醚萃取一次，合并有机层与萃取液，用无水硫酸镁干燥，过滤。粗产品经水浴加热除去乙醚，继续常压蒸馏收集 150~156℃的馏分(140℃以上改用空气冷凝管)，即为环己酮。

环己酮沸点 155.6℃，d_t^{20}0.9478，n_D^{20}=1.4507。

五、注意事项

(1)加水蒸馏产品实际上是一种简化了的水蒸气蒸馏，环己醇与水形成恒沸混合物，沸点 95℃，环己酮易燃，应注意防火。

(2)加水蒸馏时，水的馏出量不宜过多，否则即使使用盐析，仍不可避免有少量环己酮溶于水中而损失。

(3)控制过氧化氢的滴加速度。

六、思考题

(1)采用过氧化氢氧化环己醇制备环己酮，该方法的优点是什么？

(2)如何鉴别环己醇和环己酮？

实验二十二　己二酸的制备

一、目的要求

(1)学习用环己醇制备己二酸的基本原理和方法。

(2)掌握抽滤、浓缩、重结晶等基本操作。

二、实验原理

己二酸是一种重要的有机二元酸，主要用于制造尼龙 66 纤维和尼龙 66 树脂，聚氨酯泡沫塑料，在有机合成工业中，为合成己二腈、己二胺的原料，同时还可用于生产润滑剂、增塑剂己二酸二辛酯，也可用于医药等方面，用途十分广泛。

环己醇为仲醇，经强氧化剂 $KMnO_4$ 氧化得到环己酮，环己酮继续被氧化，得到己二酸。

$$\text{环己醇} \xrightarrow[\text{OH}^-]{\text{KMnO}_4} \text{环己酮} \xrightarrow[\text{OH}^-]{\text{KMnO}_4} {}^-\text{OOC(CH}_2)_4\text{COO}^- \xrightarrow{\text{H}^+} \text{HOOC(CH}_2)_4\text{COOH}$$

三、实验器材及试剂

1. 器材　烧杯，温度计，吸滤瓶，布氏漏斗，研钵。
2. 试剂　环己醇，高锰酸钾，2mol·L^{-1}氢氧化钠溶液，0.1mol·L^{-1}碳酸钠溶液，浓盐酸。

四、实验步骤

在 200ml 烧杯中加入 7.5g 碳酸钠、22.5g 研细的高锰酸钾和 50ml 水，搅拌，水浴加热到 40℃使反应物溶解。在不断搅拌下用滴管以每秒 1～2 滴速度缓慢滴加 5.2ml 环己醇，反应温度控制在 40～50℃。滴加完毕，在 50℃水浴上加热并不断搅拌 30min，促使反应完全，可观察到有大量二氧化锰的沉淀凝结。

用玻璃棒蘸一滴反应混合物至滤纸上做点滴实验。如在棕色二氧化锰点的周围出现紫色的环表示有高锰酸盐存在，则需要继续加热搅拌，直至点滴实验无紫色环存在。

趁热抽滤混合物，用 20ml 0.1mol·L^{-1}碳酸钠溶液洗涤滤渣 2 次，将洗涤液与滤液合并置于烧杯中。

将滤液加热浓缩至 30ml，在不断搅拌下缓慢滴入浓硫酸酸化至 pH=2～4，冷却，结晶，抽滤，用 15ml 冰水洗涤，干燥，得己二酸白色晶体 5～6g，熔点 151～152℃。

五、注意事项

(1)此反应属强放热反应，要控制好滴加速度和搅拌速度，以免反应过于剧烈，引起飞溅或爆炸。

(2)酸化过程要充分，使己二酸完全析出。

六、思考题

(1)在实验过程中为什么必须控制反应温度和环己醇的滴加速度？
(2)如何判断反应的终点？

实验二十三　肉桂酸的制备

一、目的要求

(1)学习柏琴反应制备肉桂酸的基本原理和实验方法。
(2)掌握回流和水蒸气蒸馏等操作。

（3）进一步熟悉巩固减压过滤、重结晶等操作。

二、实验原理

肉桂酸化学名称是 β-苯基丙烯酸，又称桂皮酸，是重要的有机合成工业中间体之一，广泛用于医药、香料、塑料和感光树脂等化工产品中。由于其具有很好的保香作用，通常作为配香原料，也被用作香料中的定香剂。

芳香醛和酸酐在碱性催化剂作用下，发生类似羟醛缩合的 Perkin 反应，生成不饱和芳香羧酸。催化剂通常是相应酸酐的羧酸钾或钠盐，有时也可以是碳酸钾或叔胺。碱的作用是促进酸酐烯醇化。

由于肉桂酸在高温加热状态下，会部分脱羧而产生不饱和烃副产物，进而生成树脂状物质，本实验采用水蒸气蒸馏的方法分离肉桂酸和苯甲醛。

三、实验器材及试剂

1. 器材　蒸馏瓶，温度计，空气冷凝管，水蒸气蒸馏装置，减压抽滤装置，接引管。

2. 试剂　苯甲醛，乙酸酐，乙酸钠，$2\,mol \cdot L^{-1}$ 氢氧化钠，浓盐酸，沸石，滤纸，pH 试纸，水-乙醇（3：1）。

四、实验步骤

在 50ml 蒸馏瓶中分别加入 3.0ml 新蒸馏过的苯甲醛、5.5ml 新蒸馏过的乙酸酐、4.1g 研细的无水乙酸钠，振荡使之混合均匀。装置图如 4-23-1 所示。用电热套加热，反应始终保持在 150～170℃。回流 1h，停止加热。待反应物稍冷后，往瓶内加入 20ml 热水浸泡几分钟，并把固体用玻璃棒小心捣碎，再进行水蒸气蒸馏，直至无油状物质蒸出为止。然后将蒸馏瓶冷却至室温，加入 10ml $2\,mol \cdot L^{-1}$ NaOH 溶液，使肉桂酸转变为钠盐。如果钠盐不能完全溶解，可加适量水。

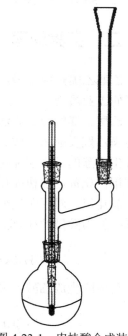

图 4-23-1　肉桂酸合成装置

减压抽滤，滤液转入烧杯中，加入浓 HCl 酸化至滤液 pH=2～3。然后用冰水冷却使结晶充分析出，抽滤，并用少量冷水洗涤晶体。干燥得粗产品，用水：乙醇（3：1）进行重结晶纯化，称重，计算产率。

五、注意事项

（1）苯甲醛及乙酸酐在使用前必须重蒸，苯甲醛收集 170～180℃的馏分，乙酸酐收集

137～140℃馏分。

(2)回流时加热温度不能太高，否则会把乙酸酐蒸出。

(3)为避免损失，肉桂酸要充分结晶，过滤洗涤时蒸馏水尽量少用。

六、思考题

(1)本实验中为什么要用水蒸气蒸馏？水蒸气蒸馏除去什么组分？

(2)具有什么结构的醛能进行 Perkin 反应？

实验二十四　乙酸乙酯的制备

一、目的要求

(1)了解酯化反应的原理和方法。

(2)掌握常压蒸馏及分液漏斗的使用。

二、实验原理

乙酸乙酯是应用最广的脂肪酸酯之一，是一种快干性溶剂，具有优异的溶解能力，是极好的工业溶剂。

乙酸乙酯的合成方法很多，例如：可由乙酸或其衍生物与乙醇反应制取，也可由乙酸钠与卤乙烷反应来合成。其中最常用的方法是在酸催化下由乙酸和乙醇直接反应而得。酸和醇生成酯的反应叫酯化反应。酯化反应在无催化剂的情况下，反应速度很慢，提高温度或使用催化剂可加快酯化反应速率，使反应在较短的时间内达到平衡。酯化反应常用浓硫酸、氯化氢、对甲苯磺酸或强酸性阳离子交换树脂等作催化剂。若用浓硫酸作催化剂，其用量一般为醇量的 3%即可[①]。成酯反应如下：

$$CH_3COOH+CH_3CH_2OH \underset{水解}{\overset{酯化}{\rightleftharpoons}} CH_3COOCH_2CH_3 +H_2O$$

反应除生成乙酸乙酯外，还有一些副反应发生。如：

$$2CH_3CH_2OH \xrightarrow{浓H_2SO_4} CH_3CH_2OCH_2CH_3 +H_2O$$

$$CH_3CH_2OH \xrightarrow{浓H_2SO_4} CH_3CHO$$

蒸出的乙酸乙酯中常含有少量的乙酸、乙醇、乙醚、乙醛等，需要进一步精制除去这些杂质。

---

①当硫酸用量多时它能起到脱水剂的作用而增加酯的产率。但用量过多，则会因高温氧化作用对反应而不利。本实验用适当过量的硫酸是为了使乙醇首先与硫酸反应生成硫酸氢乙酯，硫酸氢乙酯再与乙酸反应生成乙酸乙酯，这样可以减少乙醇的挥发损失，增加产率，并可使反应平稳匀速进行。

三、实验器材及试剂

1. 器材　圆底烧瓶，球形冷凝器，锥形瓶，普通蒸馏装置，电热套，分液漏斗。

2. 试剂　无水乙醇，冰乙酸，浓硫酸，饱和碳酸钠溶液，饱和氯化钙溶液，饱和食盐水，无水硫酸镁。

四、实验步骤

在 100ml 的圆底烧瓶中加入 20ml(约 0.34mol)无水乙醇、12ml(约 0.21 mol)冰乙酸，慢慢加入 10ml 浓硫酸，混合均匀后加入几粒沸石，装上回流冷凝管。用电热套加热，缓缓回流 30min。待反应物冷却后，将回流装置改为常压蒸馏，以 50ml 的锥形瓶置于冷水中作接收瓶，加热蒸馏，直至馏出液体积大约与瓶内残余液体积相等为止。

在馏出液中慢慢加入饱和碳酸钠溶液，直至不再有二氧化碳气体产生为止。将中和后的混合液移入分液漏斗中，静置，分去下层水溶液，酯层用等体积的饱和氯化钠溶液洗涤，然后再用等体积的饱和氯化钙溶液洗涤。最后将酯层从分液漏斗的上口倒入干燥的锥形瓶中，用无水硫酸镁干燥。将干燥后的粗产物滤入 50ml 蒸馏瓶中，加入几粒沸石，用水浴加热进行蒸馏，收集 73~78℃的馏分。称量，计算产率。

纯乙酸乙酯为无色，有香味的液体，沸点 77.06℃。

五、注意事项

(1)浓硫酸的加入量不可太大，回流时一定要小火，否则很容易造成碳化，并增加副产物的产量。

(2)干燥剂不宜加过多，否则会降低收率。

六、思考题

(1)实验中浓硫酸有哪些作用？

(2)反应中加入过量的乙醇的目的是什么？

(3)洗涤时，饱和食盐水、饱和氯化钙溶液分别用于除去哪些杂质？是否可用水代替？

实验二十五　丁二酸酐的制备

一、目的要求

(1)掌握丁二酸酐制备方法和操作步骤。

(2)掌握回流、结晶等基本操作。

二、实验原理

丁二酸酐是 GB2760～90 规定的食品加工助剂，在医药、农药、酯类和树脂的合成方面有重要作用。例如：在合成树脂工业中制造醇酸树脂和离子交换树脂；在塑料工业中制备玻璃纤维增强塑料；农药工业中制造植物生长调节剂；有机工业用作合成有机化合物的中间体；分析化学中用作碱量法滴定标准。

丁二酸酐是无色针状或微黄色粒状结晶，熔点 119.6℃，沸点 261℃，比重 1.2340，在空气中稳定，不易潮解，稍有刺激性气味，溶于氯仿、乙酐、乙醇、三氯甲烷和四氯化碳；微溶于水和乙醚。遇热水可水解为丁二酸。

采用丁二酸做原料制备丁二酸酐，反应方程式如下：

$$CH_2COOH \atop CH_2COOH \quad + (CH_3CO)_2O \quad \xrightarrow{\triangle} \quad \begin{array}{c} H_2C-C \\ H_2C-C \end{array} O \quad + 2CH_3COOH$$

在这个反应中，丁二酸分子中两个羧基断键部位分别是羟基键和羟基中的氢氧键。在有水条件下，有机酸分子只会断氢氧键，解离出氢离子。只有在无水的条件下才会断羟基键，因此这个反应要在干燥的环境下进行。

三、实验器材及试剂

1. 器材 圆底烧瓶，球形冷凝管，干燥管，减压抽滤装置，磁力搅拌器。
2. 试剂 丁二酸，乙酸酐，甲基叔丁基醚。

四、实验步骤

在 50ml 干燥圆底烧瓶加入 4g 丁二酸和 6.4ml 经过蒸馏处理的乙酸酐，装上球形冷凝管及氯化钙干燥管。加热、搅拌，待丁二酸完全溶解后(约十分钟)，继续加热 1h，促使反应完全。用冰水浴充分冷却，有晶体析出。抽滤，用甲基叔丁基醚洗涤晶体两次，每次 5ml。得到的晶体用红外灯烘干，称重，计算产率，测定熔点(丁二酸酐熔点 119.6℃)。

五、注意事项

(1)乙酸酐易挥发，取用时应在通风橱中进行。
(2)为促使结晶快速形成，可加入少量晶核或用玻璃棒摩擦烧瓶内壁。

六、思考题

(1)为什么本反应要在干燥的环境下进行？

(2) 加入甲基叔丁基醚的作用是什么？

实验二十六　乙酰水杨酸的制备

一、目的要求

(1) 了解有机合成中乙酰化反应原理及方法。
(2) 进一步掌握减压过滤、重结晶等操作技术。

二、实验原理

乙酰水杨酸也叫阿斯匹林，不仅是退热止痛药，亦可用于预防老年人心血管系统疾病。制备乙酰水杨酸最常用的方法是将水杨酸与乙酸酐作用。水杨酸分子中含羟基(-OH)、羧基(-COOH)，具有双官能团。本实验采用浓硫酸为催化剂，以乙酸酐为乙酰化试剂，与水杨酸的酚羟基发生酰化反应生成乙酰水杨酸。反应方程式如下：

$$\underset{OH}{\overset{COOH}{\bigcirc}} + (CH_3CO)_2O \xrightarrow[80\sim90℃]{浓H_2SO_4} \underset{OCOCH_3}{\overset{COOH}{\bigcirc}} + CH_3COOH$$

水杨酸的分子内氢键使羟基的活性降低，故在酰化时需加入浓硫酸破坏氢键，从而促进乙酰化的进行。

在乙酰化的同时发生一些副反应，生成少量杂质。在温度不高(低于 90℃)的情况下产物中的杂质主要是没有反应的水杨酸、乙酸酐及生成的乙酸。乙酸酐水解生成乙酸，乙酸溶于水，而水杨酸和乙酰水杨酸不溶于水，据此可除去产物中的大部分乙酸酐及乙酸。在反应时乙酸酐是过量的，未反应的水杨酸很少，可用乙醇/水混合溶剂重结晶的方法将其除去[①]。重结晶时，残留的乙酸也同时除去。

本实验用 $FeCl_3$ 检查产品的纯度。水杨酸的酚羟基遇 $FeCl_3$ 呈紫色。

三、实验器材及试剂

1. 器材　水浴锅，布氏漏斗，抽滤瓶，真空泵，滤纸，50ml 烧杯，50ml 锥形瓶，温度计(100℃)，冰浴，试管，玻棒，台秤，量筒，表面皿。

2. 试剂　水杨酸，乙酸酐，浓 H_2SO_4，95%乙醇溶液，$0.1mol \cdot L^{-1} FeCl_3$。

四、实验步骤

(一) 酰化反应

(1) 称取 2.0g 固体水杨酸，放入 50ml 干燥的锥形瓶中，再缓缓加入 5ml 新蒸馏的乙酸

---

①乙酰水杨酸在水中能缓慢分解，应尽量减少与水的接触时间。若对产品纯度要求较高，可用乙醚-石油醚或苯作为溶剂重结晶。

酐，摇匀后，用滴管加入 5 滴浓 H_2SO_4，摇匀，将锥形瓶放在 80～90℃水浴中加热 10min，不断摇动锥形瓶，使乙酰化反应尽可能完全。

(2) 取出锥形瓶，加入 2ml 水以分解过剩的乙酸酐，分解完成后(不再有气泡)再加 20ml 水，摇匀后置冷水浴中冷却至大量晶体析出①。

(3) 将锥形瓶中所有物质倒入布氏漏斗中抽滤，用滤液冲洗锥形瓶，将瓶中沉淀全部转移至布氏漏斗中，抽干。用 10ml 冷蒸馏水分两次洗涤晶体，抽干得粗产品。

(4) 取豆粒大小粗产品溶于几滴乙醇中，加入 2 滴 0.1mol·L^{-1} 三氯化铁水溶液，检查水杨酸的存在。

(二) 重结晶

(1) 将粗产品转入 50ml 烧杯中，加入 6ml 95%乙醇溶液，置 60℃水浴中加热溶解，加入 20ml 水，静置冷却至大量晶体析出(约 60min)，抽滤，用滤液将烧杯中晶体全部转移至布氏漏斗中，抽干。

(2) 用 10ml 水-乙醇混合液($V_水$：$V_{乙醇}$ = 4：1)分两次润洗晶体，抽干。

(3) 将精产品转入表面皿中，干燥，称重，计算产率。

(4) 用 0.1mol·L^{-1} 三氯化铁水溶液检查纯品中是否有水杨酸。

五、注意事项

(1) 要按照实验步骤中的顺序加样，不能先加水杨酸和浓硫酸，否则水杨酸会被氧化。

(2) 反应过程温度须控制在 80～90℃，温度过高会加快副产物的生成。

(3) 抽滤后洗涤用水要少。

六、思考题

(1) 什么是酰化反应？什么是酰化试剂？进行酰化反应的容器是否需要干燥？

(2) 重结晶的目的是什么？

(3) 前后两次用 $FeCl_3$ 溶液检测，其结果说明什么？

实验二十七　甲基橙的制备

一、目的要求

(1) 了解重氮盐制备技术。

(2) 掌握偶联反应的条件及甲基橙制备的原理。

(3) 进一步练习过滤、洗涤、重结晶等基本操作。

---

①若无晶体析出，可用玻棒摩擦瓶内底部，然后再静置一会儿。若温度较高，则须用冰水浴冷却。

二、实验原理

甲基橙是一种指示剂，它是由对氨基苯磺酸重氮盐与 N，N-二甲基苯胺的乙酸盐在弱酸性介质中偶合得到的。偶合首先得到的是红色的酸式甲基橙，称为酸性黄，在碱中酸性黄转变为橙色的钠盐，即甲基橙。

重氮反应：

偶联反应：

酸性黄(红色)

甲基橙

三、实验器材及试剂

1. 器材　烧杯，温度计，表面皿，减压抽滤装置。

2. 试剂　对氨基苯磺酸，2mol·L^{-1} 氢氧化钠，1mol·L^{-1} 氢氧化钠，亚硝酸钠，浓盐酸，冰乙酸，N，N-二甲基苯胺，乙醇，乙醚，淀粉-碘化钾试剂。

四、实验步骤

(一)重氮盐的制备

在 50ml 烧杯中加入 1g 对氨基苯磺酸和 5ml 2mol·L^{-1} 氢氧化钠溶液，温热使之溶解，用冰盐浴冷却至 0℃以下。另溶解 0.4g 亚硝酸钠于 3ml 水中，加入到上述烧杯中。维持温度 0～5℃，在搅拌下，慢慢用滴管滴入 1.5ml 浓盐酸和 5ml H$_2$O，直至用淀粉-碘化钾试纸检测呈现蓝色为止，继续在冰盐浴中放置 15min，使反应完全，这时往往有白色细小晶体析出。

(二)偶联反应

在试管中加入 0.7ml N，N-二甲基苯胺和 0.5ml 冰乙酸，混合均匀。在搅拌下将此混合液缓慢加到上述冷却的重氮盐溶液中，加完后继续搅拌 10min。缓缓加入约 15ml 2mol·L^{-1} 氢氧化钠溶液，直至反应物变为橙色，此时往往有微量甲基橙晶体析出。

将反应物置沸水浴中加热 5min，冷却后，再放置冰浴中冷却，使甲基橙晶体析出完全。抽滤，依次用少量水、乙醇和乙醚洗涤，压紧抽干。干燥后，得粗产品约 1.5g。

粗产品用 1mol·L^{-1} 氢氧化钠进行重结晶，待结晶析出完全，抽滤。依次用少量水、乙醇和乙醚洗涤，压紧抽干，得片状结晶，产量约 1g。

将少许甲基橙溶于水中，加几滴稀盐酸，然后再用稀碱中和，观察颜色变化。

五、注意事项

(1)对氨基苯磺酸为两性化合物，酸性强于碱性，它能与碱作用成盐而不能与酸作用成盐。

(2)重氮化过程中，应严格控制温度，反应温度若高于 5℃，生成的重氮盐易水解为酚，降低产率。

(3)若试纸不显色，需补充亚硝酸钠溶液。

(4)重结晶操作要迅速，否则由于产物呈碱性，在温度高时易变质，颜色变深。

六、思考题

(1)在重氮盐制备前为什么还要加入氢氧化钠？如果直接将对氨基苯磺酸与盐酸混合后，再加入亚硝酸钠溶液进行重氮化操作，行吗？为什么？

(2)制备重氮盐为什么要维持 0~5℃的低温，温度高有何不良影响？

(3)重氮化为什么要在强酸条件下进行？偶合反应为什么要在弱酸条件下进行？

实验二十八 8-羟基喹啉的制备

一、目的要求

(1)巩固加热回流、升华提纯等基本操作。

(2)掌握 Skraup 反应原理。

二、实验原理

8-羟基喹啉属于杂环化合物，是重要的医药、染料和农药中间体。它通常为白色或淡黄色晶体，熔点为 75~76℃，沸点为 267℃，易溶于乙醇、丙酮、氯仿等有机溶剂，几乎不溶于水。8-羟基喹啉是酸碱两性化合物，能溶于强酸、强碱。

Skraup 反应是合成杂环化合物喹啉及其衍生物最重要的方法，它是用邻羟基苯胺与甘油、浓硫酸及弱氧化剂邻硝基苯酚一起加热制得的。首先浓硫酸使甘油脱水成丙烯醛，接着邻羟基苯胺与丙烯醛在浓硫酸作用下加成、脱水成环，邻硝基苯酚则将 1，2-二氢喹啉氧化成喹啉，本身被还原成邻羟基苯胺继续参与反应，合成过程如下：

三、实验器材及试剂

1. 器材 圆底烧瓶，球形冷凝管，分液漏斗，干燥管，滴管，减压抽滤装置，电动搅拌器，水浴锅，电热干燥箱，直形冷凝管，温度计(0～300℃)，烧杯，量筒，滴液漏斗，蒸馏瓶，牛角管，锥形瓶，水蒸气蒸馏装置。

2. 试剂 邻氨基苯酚，邻硝基苯酚，甘油，浓硫酸，无水乙醇。

四、实验步骤

在 100ml 圆底烧瓶中加入 8.6ml 无水甘油、1.8g 邻硝基苯酚和 2.8g 邻氨基苯酚，混合均匀后缓慢加入 9.0ml 浓硫酸，放入磁子，装上回流装置，缓慢搅拌下，小火加热，微沸，反应剧烈时，停止加热，待作用缓和后，再继续加热，保持回流 1.5h。

稍冷后，进行水蒸气蒸馏，除去未作用的邻硝基苯酚。将 6g 氢氧化钠溶于 12ml 水中，待烧瓶内液体冷却后加入烧瓶中，然后用饱和碳酸钠溶液调至中性(pH=7～8)，再进行第二次水蒸气蒸馏，蒸出 8-羟基喹啉。

待馏出液充分冷却后，抽滤收集析出物，即得粗产品。粗产品用体积比为 4∶1 的乙醇-水重结晶，干燥，称重，计算产率。

五、注意事项

(1)药品尽量干燥，否则影响产率。
(2)该反应为放热反应，要严格控制反应温度以免反应液冲出容器。
(3)反应完成后要严格控制 pH=7～8。

六、思考题

(1)为什么反应结束后要严格控制 pH=7～8？
(2)在进行水蒸气蒸馏中，为什么一开始不加入氢氧化钠？

实验二十九 肥皂的制备

一、目的要求

(1)了解肥皂的制备原理和制备方法。
(2)理解油脂的皂化反应。

二、实验原理

油脂在碱性条件下水解得到高级脂肪酸盐。高级脂肪酸盐为双亲分子，可作为肥皂使用，因此油脂在碱性条件下的水解反应又称为皂化反应。皂化反应的方程式如下：

$$
\begin{array}{l}
CH_2OOCR' \\
| \\
CHOOCR'' \\
| \\
CH_2OOCR'''
\end{array}
+ NaOH \xrightarrow[\Delta]{H_2O}
\begin{array}{l}
CH_2OH \\
| \\
CHOH \\
| \\
CH_2OH
\end{array}
+
\begin{array}{l}
R'COONa \\
R''COONa \\
R'''COONa
\end{array}
$$

甘油　　　　高级脂肪酸钠

不同的高级脂肪酸盐 R-不同，都可以作为肥皂使用。常见的 R-有 8-十七碳烯基-$C_{17}H_{33}$、正十五烷基-$C_{15}H_{31}$ 和正十七烷基-$C_{17}H_{35}$ 等。上述反应得到的产物是混合物，为了把高级脂肪酸盐从混合物中分离出来，将 NaCl 加入到反应结束后的混合物中，通过盐析作用把高级脂肪酸盐分离出来。

三、实验器材及试剂

1. 器材　电磁搅拌器，恒温水浴锅，烧杯，量筒，蒸发皿，滴管，玻璃棒，纱布。
2. 试剂　植物油(或动物油)，乙醇，$2mol \cdot L^{-1}$ 氢氧化钠溶液，NaCl 饱和溶液，蒸馏水。

四、实验步骤

(一)皂化反应

烧杯中加入 16ml 植物油、16ml 乙醇和 10ml $2mol \cdot L^{-1}$ 氢氧化钠溶液，把烧杯放入水浴锅中，加入搅拌磁子，一边加热一边磁力搅拌，55℃恒温加热直到混合物变稠。

(二)盐析

将经过皂化反应形成的稠状物，磁力搅拌下加入 25ml 饱和 NaCl 溶液，然后停止搅拌，静置 5min，可以看到溶液上下分为两层，浮在液体上层的糊状物质就是所制备的肥皂，下层为黄色或黄褐色的水液层。

(三)过滤

用纱布将盐析后的上层糊状物质过滤，挤干，压制成条形，晾干即得肥皂。

五、注意事项

(1)实验过程中要加入一定量的乙醇使原材料混合均匀。
(2)加热过程中要不断搅拌，使其充分反应。

六、思考题

(1)实验过程中，加入乙醇的目的是什么？
(2)在实验过程中加入饱和 NaCl 溶液的作用是什么？
(3)肥皂去污的原理是什么？

实验三十　二茂铁的制备

一、目的要求

(1)熟悉无水、无氧合成实验操作技术。

(2)掌握升华提纯化合物的方法。

二、实验原理

二茂铁又名二环戊二烯合铁，是一种结构稳定、具有芳香性的有机金属化合物，它可以作为高性能的火箭燃料添加剂，具有显著的抗爆和消烟助燃作用，还可用作聚酯固化的催化剂等。在常温下二茂铁为橙黄色晶体，具有樟脑的气味；熔点 $173\sim174{}^\circ\!C$，沸点 $249{}^\circ\!C$，温度高于 $100{}^\circ\!C$ 容易升华，易溶于苯、乙醚和石油醚等有机溶剂，不溶于水，具有较高的热稳定性和化学稳定性。二茂铁的二价铁离子被夹在两个平面环之间，与环戊二烯形成牢固的配位键。因此二茂铁的结构式为：

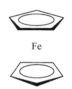

合成二茂铁的方法很多，无水无氧法是最常用的方法之一。在无水无氧的惰性气氛下，以四氢呋喃(THF)为溶剂，用铁粉将三氯化铁还原为氯化亚铁。

$$2FeCl_3 + Fe \xrightarrow{\text{THF}} 3FeCl_2$$

然后，在二乙胺存在下，氯化亚铁与环戊二烯反应生成二环戊二烯合铁。

$$FeCl_2 \;+\; 2\;\bigcirc \;+\; 2(C_2H_5)_2NH \;\longrightarrow\; \bigcirc\!\!-\!Fe\!-\!\bigcirc \;+\; 2(C_2H_5)_2NH\cdot HCl$$

三、实验器材及试剂

1. 器材　电磁加热搅拌器，减压过滤装置，氮气钢瓶，回流冷凝管 2 个，三口烧瓶，干燥塔 2 个(分别盛硅胶和 $CaCl_2$)，分馏柱，圆底烧瓶，烧杯，蒸发皿，长颈漏斗，橡皮管(带玻璃尖嘴)。

2. 试剂　环戊二烯，四氢呋喃[①]，二乙胺，石油醚，环己烷，铁粉，无水三氯化铁，氢氧化钾，金属钠。

---

①四氢呋喃除水处理：取约 150ml 四氢呋喃于 250ml 圆底烧瓶中，分批加入少量氢氧化钾，浸泡一天，然后加入金属钠片浸泡 4h，经过滤后，蒸馏收集沸点为 66℃ 的馏出液约 100ml，馏出液密封待用。

四、实验步骤

(一)无水氯化亚铁的制备

按照图 4-30-1 连接好装置，100ml 三口烧瓶中间口依次连接回流冷凝管，液封装置，液封内装有 5ml 甘油，从三口烧瓶一个侧口通入氮气，另一个侧口用空心塞盖好。仪器安装好后，放入搅拌磁子，通入氮气缓缓加热，系统干燥后，冷却，至室温后加入 20ml 干燥的四氢呋喃，一边搅拌一边加入 5.4g 无水三氯化铁和 0.9g 铁粉，在氮气保护下(液封中有气泡冒出)搅拌加热回流 2h。

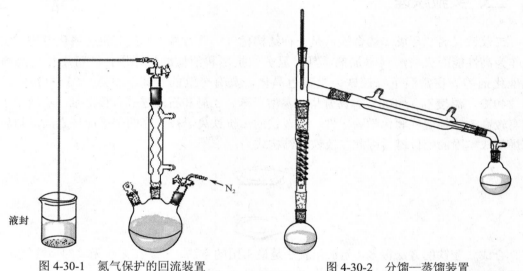

图 4-30-1　氮气保护的回流装置　　　　　图 4-30-2　分馏—蒸馏装置

(二)环戊二烯的解聚

环戊二烯久存会聚合为二聚体，使用前应重新蒸馏解聚为单体。在 250ml 圆底烧瓶中加入 70ml 环戊二烯，烧瓶上装一个分馏柱，柱外包石棉绳，在柱顶上装蒸馏头(带有温度计)和冷凝管，装置如图 4-30-2 所示，加热蒸馏，收集 44℃的馏分。

(三)二茂铁的合成

在步骤(一)回流结束冷却到室温后，通入氮气，在氮气保护下拆下回流冷凝管，装上蒸馏装置(蒸馏头、冷凝管、真空接引管、以 100ml 圆底烧瓶接收)，检查系统密闭性，打开真空泵，关闭氮气，减压蒸去四氢呋喃。在氮气保护下拆下蒸馏装置，再次装上回流装置。在磁力搅拌下加入 9ml 新蒸的环戊二烯和 20ml 二乙胺，室温反应 2h，然后换上蒸馏装置，减压蒸去过量的二乙胺，将固体物质取出，放入蒸发皿中，在通风橱中缓慢加热进行升华提纯(装置参照实验四十二中图 5-42-1)，收集富集在漏斗内壁的产物，称量，计算产率。

五、注意事项

(1)本实验要求各种试剂和玻璃仪器必须进行无水处理。

(2)实验在氮气环境下进行,仪器密闭性要好。

六、思考题

(1)合成二茂铁为什么要在无水无氧条件下进行?
(2)试分析影响二茂铁产率的因素。

实验三十一　葡萄糖酸锌的制备

一、实验目的

(1)掌握葡萄糖酸锌的制备原理与方法。
(2)学习热过滤的方法,巩固减压抽滤操作。

二、实验原理

人体缺锌会造成生长停滞、自发性味觉减退或创伤愈合不良等。以往常用硫酸锌作补锌剂,但它对人体肠胃有一定的刺激作用,而且吸收率也比较低。葡萄糖酸锌则有吸收率高、副作用少、使用方便等特点,是 20 世纪 80 年代中期发展起来的一种新型补锌剂,特别是可以作为儿童食品、糖果的添加剂。葡萄糖酸锌为白色或接近白色的结晶性粉末,易溶于沸水,不溶于无水乙醇、氯仿和乙醚。

葡萄糖酸锌有多种制备方法,本实验以葡萄糖酸钙和硫酸锌为原料通过置换反应获得。其反应为:

$$Ca(C_6H_{11}O_7)_2 + ZnSO_4 \Longrightarrow Zn(C_6H_{11}O_7)_2 + CaSO_4\downarrow$$

过滤除去 $CaSO_4$ 沉淀,溶液经浓缩可得无色或白色葡萄糖酸锌结晶。用 EDTA 配位滴定法测定所得产品葡萄糖酸锌的含量。滴定反应及终点前后溶液颜色变化如下:

终点前:Zn + EBT(蓝色) $\Longrightarrow$ Zn-EBT(紫红色)

终点时:Zn-EBT(紫红色) + EDTA $\Longrightarrow$ Zn-EDTA(无色) + EBT(蓝色)

三、实验器材及试剂

1. 器材　台秤,药匙,蒸发皿,布氏漏斗,抽滤瓶,圆形滤纸,真空泵,玻璃棒,25ml 量筒,250ml 烧杯,温度计(150℃)。

2. 试剂　95%乙醇溶液,NH_3–NH_4Cl 缓冲溶液(pH=10.0),铬黑 T,$0.01mol \cdot L^{-1}$ EDTA,葡萄糖酸钙,$ZnSO_4 \cdot 7H_2O$。

四、实验步骤

(一)葡萄糖酸锌的制备

称取葡萄糖酸钙 4.5g，放入 100ml 烧杯中，加入 20ml 蒸馏水，搅拌溶解。另称取 $ZnSO_4 \cdot 7H_2O$ 3.0g，加 15ml 蒸馏水溶解。在不断搅拌下，将葡萄糖酸钙溶液逐滴加入到 $ZnSO_4$ 溶液中，加完后在 90℃水浴中保温约 20min，抽滤除去 $CaSO_4$ 沉淀。如果溶液有颜色，可在滤液中加入少量活性炭，加热近沸，趁热抽滤除去。

滤液冷却至室温，加 30ml 95%乙醇溶液(降低葡萄糖酸锌的溶解度)，并不断搅拌，待大量胶状葡萄糖酸锌析出后，用倾析法除去乙醇液，得葡萄糖酸锌粗品。

(二)葡萄糖酸锌的纯化

粗品用适量水溶解，90℃水浴加热溶解，趁热抽滤。滤液冷至室温，加 30ml 95%乙醇溶液，充分搅拌，静置，待结晶析出后抽滤至干，于 50℃烘干。称量，计算产率。

(三)葡萄糖酸锌含量的测定

准确称取新制得的葡萄糖酸锌约 0.2g，置于锥形瓶中，加水 100ml，微热使之溶解，加 5ml NH_3–NH_4Cl 缓冲溶液(pH=10.0)，2 滴铬黑 T 指示剂，用 0.01mol·L^{-1} EDTA 标准溶液滴定至溶液自紫红色转变为纯蓝色，平行测定三次，计算葡萄糖酸锌的含量。

五、注意事项

(1)滤液加热浓缩时，不宜过稠。
(2)胶状沉淀出现后，需要补加乙醇并加热，再连续搅拌至晶体出现，否则胶状物很难搅动。

六、思考题

(1)在沉淀与结晶葡萄糖酸锌时，加入 95%乙醇溶液的作用是什么？
(2)在葡萄糖酸锌的制备中，为什么必须在热水浴中进行？

4.2 药 物 合 成

药物合成是在掌握基本实验技能的基础上进行的复杂有机合成。本部分选取了 9 个实验，实验原理涉及安息香缩合反应、乙内酰脲环合反应、Knovengel 反应、Perkin 合成法、氧化、酯化、还原、酰化、氯化反应、羟醛缩合反应、Hanstzch 反应等。通过本部分实验，使学生熟悉所选化合物的合成原理，掌握合成的操作技能和目标产物的纯化方法，为深入进行药物研究打下良好的基础。

实验三十二　苯妥英钠的合成

一、目的要求

(1) 掌握安息香缩合反应的基本原理和操作方法。
(2) 熟悉乙内酰脲环合原理和操作。
(3) 了解苯妥英钠合成的基本路线。

二、实验原理

苯妥英钠，又名大伦丁钠，化学名为 5，5-二苯基-2，4-咪唑烷二酮钠盐。属于乙内酰脲类抗癫痫药物、抗心律失常药。苯妥英钠抗惊厥作用强，虽毒性较大，并有致畸形的副作用，但依旧是控制癫痫大发作和部分性发作的首选药物。

苯妥英钠为白色粉末，无臭，味苦，微有吸湿性。在空气中逐渐吸收 CO_2，转化成苯妥英。化学结构式：

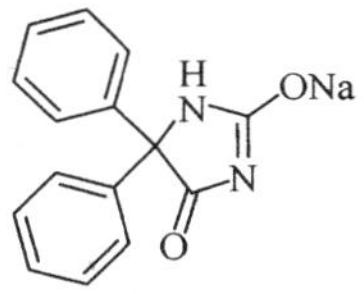

合成路线如下：

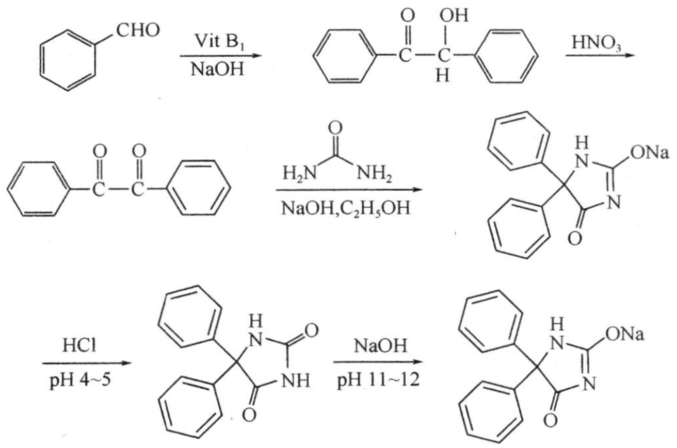

苯妥英钠的合成通常以苯甲醛为原料，经安息香缩合反应，生成二苯乙醇酮，随后经硝酸氧化生成二苯乙二酮，再在碱性醇液中与脲缩合、重排制得产物。

三、实验器材及试剂

1. 器材　集热式恒温磁力搅拌器，100ml 圆底烧瓶，球形冷凝管，三口烧瓶，抽滤瓶，布氏漏斗，循环水真空泵。

2. 试剂 苯甲醛，VitB$_1$盐酸盐，尿素，95%乙醇溶液，65%～68%硝酸，盐酸，2mol·L^{-1} NaOH 溶液。

四、实验步骤

(一)安息香缩合[①]

在 200ml 圆底烧瓶中加入 VitB$_1$盐酸盐 3.6g、12ml 蒸馏水和 30ml 95%的乙醇溶液，塞住瓶口，轻轻摇动，待 VitB$_1$盐酸盐溶解后，放在冰水浴中冷却。10min 后，将 10ml 2mol·L^{-1} 氢氧化钠溶液加入到圆底烧瓶中，充分摇动后立即加入苯甲醛 20ml，并混合均匀，磁力搅拌下，控制温度 60～75℃回流 40～45min，再加热到 80～90℃回流 40～45min。观察溶液颜色，当反应液为橘红色的均相溶液时，加入 20～30ml 水，冷却反应物至室温，抽滤得浅黄色晶体，冷水洗涤，抽干得粗品，计算产率，供下步使用。

(二)二苯基乙二酮的制备

取 8.5g 粗制的安息香于 50ml 或 100ml 的圆底烧瓶中，加入 10ml 浓硝酸，安装回流冷凝管以及气体吸收装置，磁力搅拌下控制反应温度 100～110℃。如果反应器太小，搅拌子不能正常搅拌，需加入沸石并随时振摇，直至生成的二氧化氮气体逸去完全(约 2h)。通风条件下，趁热倾出反应物至盛有 200ml 冷水的烧杯中，不断搅拌，直至油状物结晶成为黄色固体，抽滤，用水充分洗去 HNO$_3$(可用 pH 试纸测量判断)，干燥得二苯基乙二酮，测熔点(纯二苯基乙二酮的熔点 95℃)。

(三)苯妥英的制备

将二苯基乙二酮粗品 8g，尿素 3g 置于 150ml 圆底烧瓶中，加入 15%氢氧化钠溶液 25ml，95%乙醇溶液 40ml，磁力搅拌下回流反应 1h 后倾入 300ml 冷水中，静置，待沉淀完全，抽滤，弃去黄色的二苯乙炔二脲沉淀，滤液用 15%盐酸酸化至沉淀完全析出，抽滤得白色苯妥英。如果产品颜色较深，应重新溶于碱液后，加活性炭煮沸脱色 10min 左右，抽滤，滤液冷却后，再酸化得白色针状结晶，测熔点(纯苯妥英熔点 295～298℃)。

(四)苯妥英钠的制备

真空干燥后称量苯妥英的质量，将苯妥英混悬于 4 倍水中，水浴上温热至 40℃，搅拌下滴加 5mol·L^{-1} NaOH 溶液至全溶(如果颜色较深，可加活性炭少许，加热脱色 5min，趁热抽滤)，静置冷却析出结晶(如滤液析不出结晶，可加氯化钠至饱和)，抽滤，少量冰水洗涤，干燥得苯妥英钠，称重，计算收率。

---

①通常将该反应生成的二苯乙醇酮称为安息香，并把该类反应称为安息香缩合反应。对于该反应，经典的催化剂是氰化钾或氰化钠，但因为氰化物是剧毒物，使用不当会有危险性。学生实验中，改用维生素 B$_1$ 作为该反应的催化剂，避免氰化物的剧毒问题，并且原料易得、无毒、反应条件温和，产率较高。

五、注意事项

(1)苯甲醛极易被氧化，长期放置会有苯甲酸析出，本实验苯甲醛中不能含苯甲酸，因此实验前需重新蒸馏。

(2)二苯乙炔二脲的结构式如下：

(3)硝酸氧化时有大量 NO_2 逸出，必须安装尾气吸收装置，用导管导入 NaOH 溶液中吸收。

六、思考题

(1)安息香缩合反应的反应液，为什么自始至终要保持碱性环境？
(2)形成乙内酰脲时，产生的副产物是什么？
(3)为什么苯妥英能溶于 NaOH 溶液中？

实验三十三　香豆素-3-羧酸的合成

一、目的要求

(1)掌握 Knovengel 反应的基本原理和操作方法。
(2)熟悉回流和重结晶的实验操作。
(3)了解 Perkin 合成法的基本原理。

二、实验原理

香豆素的基本结构为 1，2-苯并 α-吡喃酮，白色斜方晶体或结晶粉末。香豆素类成分广泛分布于天然植物中，特别是在伞形科、芸香科、瑞香科、菊科、豆科、五加科、茄科和兰科等科中存在，少数也存在于微生物和动物中。早在 1820 年，人们已从香豆的种子中发现香豆素，目前已从自然界中分离得到约 1200 余种香豆素类成分。香豆素类成分不仅具有抗病毒、抗肿瘤、抗凝血等多方面的药理活性，同时也是香料的重要来源。如薰衣草和桂皮的精油中含有的香豆素，有香茅草的香气，常用作定香剂，用于配制香水、花露水香精等。香豆素的衍生物除用作香料外，还可用作农药、食物防腐剂、杀鼠剂、感光材料等，在医药、精细化工等方面具有广泛的用途。

天然来源的香豆素虽种类多，但大部分在植物中的含量较小，大量应用需要通过人工合成。1868 年，Perkin 用邻羟基苯甲醛(水杨醛)与乙酸酐为原料，在弱碱(乙酸钠)的作用下合成邻羟基肉桂酸，该方法称为 Perkin 合成法。

Perkin 法是将水杨醛与乙酸酐在碱性条件下缩合，经酸化后生成邻羟基肉桂酸，其中顺式的邻羟基肉桂酸在酸性条件下闭环形成香豆素。由于该反应为固液两相反应，而且苯甲醛等原料在反应过程中容易发生聚合，因此产率较低。

Perkin 法的原理是利用一定条件下形成的碳负离子进攻苯甲醛中醛羰基的碳正离子，缩合后再经酸化形成邻羟基肉桂酸。本实验经改进后，用水杨醛和丙二酸酯在有机碱的催化下合成香豆素的衍生物，这种方法称为 Knovengel 反应。丙二酸酯的亚甲基更易形成碳负离子，因此该反应所需温度低，条件温和。反应过程为水杨醛与丙二酸酯在六氢吡啶催化下，缩合生成香豆素-3-甲酸乙酯，碱性条件下，后者的侧链酯键和内酯键均被水解，随后在酸性条件下再次关环，内酯化生成香豆素-3-羧酸。

三、实验器材及试剂

1. 器材　圆底烧瓶，干燥管，锥形瓶，球形冷凝管，恒温磁力搅拌器，布氏漏斗，抽滤瓶。

2. 试剂　水杨醛，丙二酸二乙酯，六氢吡啶，无水乙醇，冰乙酸，NaOH，浓盐酸，无水 $CaCl_2$。

四、实验步骤

(一)香豆素-3-甲酸乙酯的合成

在干燥的 100ml 圆底烧瓶中，加入 4.2ml 水杨醛、6.8ml 丙二酸二乙酯、25ml 无水乙醇、0.5ml 六氢吡啶和 2 滴冰乙酸，加入磁子后，回流反应 2h，冷凝管上口接一填充氯化钙的干燥管。反应完毕，稍微冷却后，将产物转移到锥形瓶中，加入 30ml 水，置于冰水浴中冷却。待结晶完全后，减压抽滤，晶体用 2～3ml 冰冷过的 50%乙醇溶液洗涤 2～3 次。香豆素-3-甲酸乙酯粗品为白色晶体,熔点 92~93℃。若纯度不够,可用 25%乙醇溶液重结晶。

(二)香豆素-3-羧酸的合成

在 100ml 圆底烧瓶中加入 4g 香豆素-3-甲酸乙酯、3g 氢氧化钠、20ml 95%乙醇溶液和 10ml 水,加入磁子,装上回流冷凝管,水浴加热至酯溶解后,再继续回流 15min。稍冷后,在搅拌下将反应混合物加到盛有 10ml 浓盐酸和 50ml 水的烧杯中,立即有大量白色结晶析出。于冰水浴中冷却,待结晶完全后减压抽滤,用少量冰水洗涤晶体,压干。

(三)香豆素-3-羧酸的纯化

用乙醇或 95%乙醇溶液重结晶,料液比为 1∶15(W∶V)。加热回流至香豆素-3-羧酸完全溶解(若有少量不溶物可过滤),冷却析晶,抽滤即得。

纯品香豆素-3-羧酸熔点 190℃。

五、注意事项

(1)如果香豆素-3-甲酸乙酯加热回流很长时间不溶时,可以补加一些氢氧化钠。

(2)水杨醛或者丙二酸酯过量,都可使平衡向右移动,提高香豆素-3-甲酸乙酯的产率。本实验使用过量水杨醛,因为其极性大,后处理简单。

(3)将丙二酸二乙酯滴加入圆底烧瓶,可以使其完全包裹在水杨醛与六氢吡啶的混合液内,反应更充分。

(4)随着六氢吡啶量的增加,产率有所提高,但用量过多时,其会与已生成的香豆素-3-甲酸乙酯生成酰胺,导致产率降低,故其与丙二酸酯的物质的量最适宜比为 1∶1。

(5)反应温度以能让乙醇匀速缓和回流为好,大概在 80℃左右,温度过高有可能发生副反应。

(6)用冰 50%乙醇溶液洗涤可以减少酯在乙醇中的溶解。

六、思考题

(1)试写出利用 Konvengel 反应制备香豆素-3-羧酸的反应机理。反应中加入乙酸的目的是什么?

(2)如何利用香豆素-3-羧酸制备香豆素?

实验三十四 苯佐卡因的合成

一、目的要求

(1)了解苯佐卡因合成的基本原理和步骤。

(2)熟悉氧化、酯化、还原、酰化反应的原理和操作方法。

(3)掌握利用化合物的酸碱性进行纯化的方法。

二、实验原理

苯佐卡因(Benzocaine),即对氨基苯甲酸乙酯或 4-氨基苯甲酸乙酯,白色针状晶体,无臭,味苦,医药中用作局部麻醉剂。最早的局部麻醉药是从南美洲生长的古柯植物中提取的古柯碱亦称可卡因,但可卡因具有成瘾性和毒性大等缺点。在对古柯碱的构效关系进行系统研究后,目前已合成和筛选了数百种局部麻醉剂。

具有局麻活性的药物均有如下共同的结构特征:

(1)分子的一端是芳环,另一端则是仲胺或叔胺,两个结构单元之间相隔 1~4 个原子连接的中间链。

(2)苯环部分通常为芳香酸酯,它与麻醉剂在人体内的解毒有密切的关系。

(3)结构中的氨基还有助于使此类化合物形成溶于水的盐酸盐以制成注射液。

苯佐卡因分子式 $C_9H_{11}NO_2$,相对分子量 165.19,熔点 91~92℃,沸点 183~184℃,微溶于水,溶于乙醇、氯仿、乙醚。除作为局麻药,还可用作奥索仿、奥索卡因、普鲁卡因等的合成原料,也用于塑料和涂料生产。由于水溶性差,主要用于创伤面、溃疡面、黏膜和痔疮的麻醉止痛。

苯佐卡因的合成主要以对硝基苯甲酸或甲基苯胺为原料,经氧化、酯化和还原后而得,也是目前国内生产苯佐卡因的主要方法。本实验以对硝基甲苯为原料,对硝基甲苯首先被氧化成对硝基苯甲酸,以浓硫酸为催化剂与乙醇发生酯化反应,再将硝基还原成氨基而得,该方法经济合理。

三、实验器材及试剂

1. 器材　三口烧瓶，圆底烧瓶，干燥管，锥形瓶，球形冷凝管，机械搅拌器，布氏漏斗，抽滤瓶。

2. 试剂　对硝基甲苯，重铬酸钾，浓硫酸，NaOH，活性炭，对硝基苯甲酸，95%乙醇溶液，碳酸钠，对硝基苯甲酸乙酯，铁粉，乙酸，硫化钠。

四、实验步骤

(一)对硝基苯甲酸的合成(氧化反应)

在三口瓶中加入 10g 对硝基甲苯，34g 重铬酸钾和 65ml 水，边搅拌边小心滴加 40ml 浓硫酸。滴加过程中，控制反应体系温度不超过 60℃，必要时用水浴冷却。当加入一半量硫酸后，注意控制温度，勿使反应过分剧烈。硫酸加毕后，升温至微沸，回流反应 1h，此时反应体系呈深绿色。冷却至 50℃，将反应液倒入烧杯中，加入 80ml 冷水，不断搅拌，充分沉淀后抽滤，用 40ml 冷水分两次洗涤滤饼。

粗品对硝基苯甲酸为黄黑色，常粘结成硬块，可将其充分研碎，置于 40ml 5%的硫酸中，加热 10min 以溶解铬酸，冷却后抽滤，压干，留取沉淀。再将沉淀溶于 1.25mol·L⁻¹ 氢氧化钠溶液中，加热至 40℃，充分搅拌后冷却，抽滤。滤液中加入约 0.5g 的活性炭，温热至约 50℃，充分搅拌 5～10min 后减压抽滤。滤液冷却，将滤液滴加到 150ml10%的硫酸中，滴加过程中不断搅拌，滴加完后将溶液冷却，析出晶体。过滤，用冷水洗涤晶体数次，干燥后计算收率，测定熔点。必要时用水、乙醇、苯或冰乙酸重结晶。

(二)对硝基苯甲酸乙酯的制备(酯化反应)

将 20ml 95%的乙醇溶液置于 100ml 干燥的圆底烧瓶中，慢慢加入 5.3ml 浓硫酸，再加入 8g 对硝基苯甲酸，于 85℃水浴中搅拌、回流反应 1.5h，至对硝基苯甲酸固体完全溶解，瓶底有透明的油状物(若固体没有完全溶解，表明酯化还未进行完全，可根据未溶的固体量补加硫酸和乙醇再继续回流反应)。反应完毕，稍冷却后剧烈振摇使反应体系混合均匀，然后倒入 80ml 冷水中，搅拌，过滤，得滤液 I。滤饼用水洗涤 2 次，然后加入 5%的碳酸钠溶液中，使 pH=8 左右，以溶去未反应的对硝基苯甲酸，过滤，得到滤液(II)。滤饼用水洗涤至中性，减压干燥，得对硝基苯甲酸乙酯，计算收率，测定熔点(本品熔点较低，注意干燥温度)。合并滤液 I、II，用酸酸化，过滤，可回收部分未反应的对硝基苯甲酸。

(三)苯佐卡因的合成(还原反应)

将铁粉 7.2g、水 24ml 和乙酸 1g 加入装有搅拌子和温度计的 100ml 三颈瓶中，于 80℃反应 15min，然后缓慢加入对硝基苯甲酸乙酯，维持 80℃剧烈搅拌 3h。反应完毕后，冷却至 40℃时，过滤，滤饼用水洗涤至中性。将沉淀转移至 100ml 烧杯中，加乙醇于 70℃水浴上加热提取三次(50ml 一次，20ml 二次)，每次搅拌 5min，提取后减压抽滤，合并三次的滤液。加 10%硫化钠溶液一滴，检查有无铁离子，若有，再加硫化钠溶液至不再有黑色沉淀产生为止，过滤除去沉淀。滤液中加活性炭 0.1g，加热 15min 脱色，趁热过滤。滤液浓缩至 20ml，冷却，析出晶体，过滤，用少量 70%乙醇溶液洗涤，得白色结晶。必要时用 70%乙醇溶液进行重结晶（$W:V=1:5$），本品熔点 91～92℃。用 TLC 检测纯度，计算收率。

五、注意事项

（1）对硝基苯甲酸的合成实验中，硫酸不能反加到滤液中，否则生成的沉淀包含杂质，影响产物的纯度。

（2）酯化反应完毕后，必须剧烈振摇，使油层乳化，这样冷却后析出的结晶颗粒细，用碳酸钠处理时易除去酸，不易结块。

（3）对硝基苯甲酸乙酯加入时反应放热，加料速度不能过快，否则导致冲料。

（4）还原反应时，由于铁粉重，必须剧烈搅拌，才能使之不致沉积在烧瓶底部，使反应完全。

六、思考题

（1）用重铬酸盐氧化时，除生成对硝基苯甲酸外，可能还有哪些副产物存在，如何分离及充分利用？

（2）分析实验中为何要将晶体溶于 5%氢氧化钠溶液？

（3）试述酯化反应的基本原理，指出做好酯化反应的关键在哪里？在纯化酯化产物时应注意哪些问题？

实验三十五　桂皮酰哌啶的制备

一、目的要求

（1）掌握氯化、酰化反应的基本原理。

（2）熟悉无水操作及产品精制的方法。

（3）了解桂皮酰哌啶的合成路线。

二、实验原理

胡椒碱（piperine）具有良好的抗癫痫病作用。但胡椒碱的结构比较复杂，不易合成，如果由胡椒提取则成本太高，无法实现大量生产。利用药物化学中的同系原理对胡椒碱进行结构改造，发现 3-(3，4-亚甲基二氧苯基)-丙烯酰哌啶也具有类似胡椒碱的药理作用，其结构简单，便于合成，已用于临床，临床上亦称为抗癫灵。

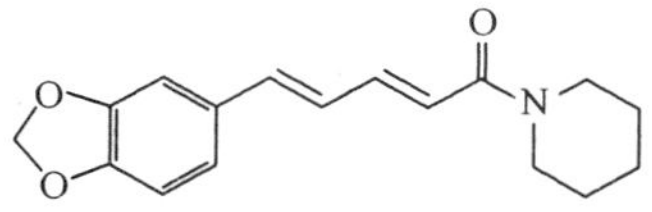

胡椒碱 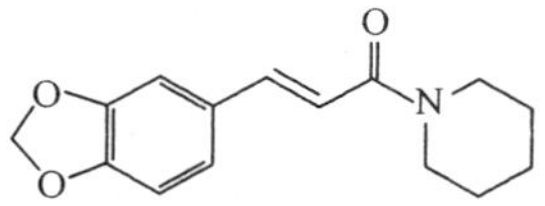 抗癫灵

在抗癫灵的基础上，经进一步结构简化及药理活性研究，发现其结构简化物桂皮酰哌啶抗惊厥活性与抗癫灵相当，并具有广谱的抗惊厥作用。桂皮酰哌啶为白色或类白色晶体，无臭，无味。在乙醇中溶解，几乎不溶于水，熔点121~122℃，其化学结构为：

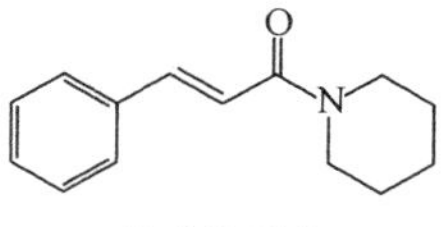

桂皮酰哌啶

桂皮酰哌啶的工业合成主要以肉桂酸为原料，经两步法或一步法完成。两步反应中，首先将肉桂酸制备成酰氯，然后与醇胺反应得终产物。一步反应是应用肉桂酸、一氯乙酸、三乙胺和哌啶直接合成桂皮酰哌啶，后处理方法简单，且产率和产品纯度均有提高。

鉴于肉桂酸是一种重要的精细化工中间体，在医药、香精香料、食品添加剂和有机合成等方面的广泛应用，而其工业生产方法为经典的Perkin合成法，因此本实验以苯甲醛为起始原料，首先利用Perkin反应合成桂皮酸，用两步法首先经二氯亚砜将桂皮酸制备成酰氯化物，最后和哌啶缩合得到产物桂皮酰哌啶。

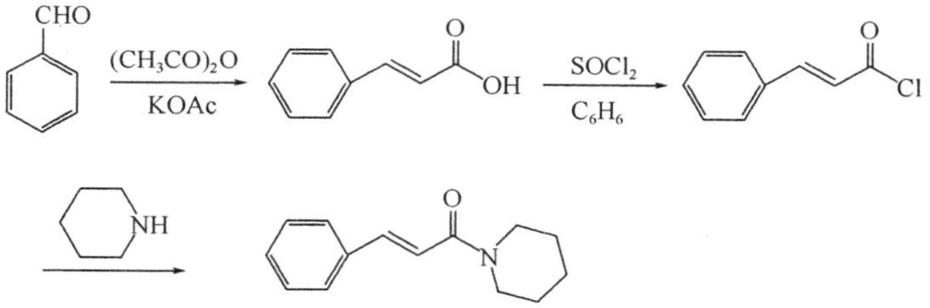

三、实验器材及试剂

1. 器材 圆底烧瓶，空气冷凝管，$CaCl_2$干燥管，长颈圆底烧瓶，球形冷凝管，克氏蒸馏瓶，温度计。

2. 试剂 苯甲醛，酸酐，无水乙酸钾，Na_2CO_3，无水苯，$SOCl_2$，哌啶，盐酸，无水Na_2SO_4，乙醇，活性炭。

四、实验步骤

（一）桂皮酸的制备

在250ml圆底烧瓶中加入20g苯甲醛、20ml乙酐和新烘焙过的12g乙酸钾。在油浴上加热回流搅拌使溶解，维持油浴温度160℃（内温约150℃）1.5h，然后升温至170℃加热2.5h（内温约160~170℃），冷凝装置需安装$CaCl_2$干燥管。

反应完成后，将产物转移至装有125ml热水的烧杯中，用少量水冲洗烧瓶，合并至烧杯中。向产物的水溶液中加入适量Na_2CO_3，调至pH=8，然后转移至500ml圆底烧瓶中，利用水蒸气蒸馏法除尽未反应的苯甲醛。再向体系中加入活性炭 1g，煮沸 15min，趁热抽滤。滤液冷却后，慢慢滴加浓盐酸酸化，边加边搅拌，使桂皮酸结晶析出完全，抽滤，水洗涤，干燥得粗品。用 25%乙醇重结晶，得桂皮酸晶体，熔点 131.5～132℃。

(二)桂皮酰氯、桂皮酰胺的制备

将干燥的桂皮酸 7.4g 加入 250ml 圆底烧瓶中，依次加入 60ml 苯和 $SOCl_2$ 4ml，安装回流冷凝器、氯化钙干燥管和气体吸收装置，油浴加热回流至无 HCl 产生，约 2.5～3h，反应过程中注意控制温度 90～100℃。反应完成后改换成蒸馏装置，减压蒸馏除苯，得到桂皮酰氯的结晶(熔点 36℃或浆状物)。

将桂皮酰氯用 100ml 无水苯温热溶解，分次加入哌啶 10ml 充分振摇，密塞后于室温放置 2h，胺解反应完成后，将析出的哌啶盐酸盐沉淀抽滤除去。苯溶液用水洗两次(每次 100ml)，分出水层，苯层再用 2.7mol·L^{-1} HCl 约 100ml 洗至酸性，分离除去酸水。苯层再用饱和 Na_2CO_3 洗 2 次(每次 100ml)至微碱性，再用 H_2O 洗至中性(每次 100ml)，分出苯层，加入无水 Na_2SO_4 干燥 1h(无水 Na_2SO_4 用前应先干燥，再使用)。减压蒸馏除去苯，产品用无水乙醇重结晶，得桂皮酰哌啶，熔点 121～122℃。

五、注意事项

(1)苯甲醛容易被空气氧化生成苯甲酸，工业品或开口放置过的化学纯品均应重蒸。

(2)桂皮酸的制备过程中无水条件的控制是反应的关键，无水乙酸钾必须新鲜熔融制得。方法：将含水乙酸钾在瓷蒸发器中加热，首先在自身的结晶水中溶化，水分蒸发后再结晶成固体，强热使固体再熔化，并不断搅拌片刻，趁热倒在乳钵中，固化后研碎置于干燥器中待用。

(3)乙酐中如含有水则分解成乙酸，影响反应，所以乙酸含量较低时应重蒸。$SOCl_2$ 易吸水分解，用后应立即盖紧瓶塞，在通风柜中量取。

六、思考题

(1)桂皮酸的合成为什么必须在无水条件下进行？

(2)乙酸钾为何必须新鲜熔融，如想提高收率可采取什么措施？

(3)从羧酸制备酰氯有哪些方法？选用 $SOCl_2$ 的优点是什么？

(4)成酰氯反应后蒸出的苯中有哪些杂质？应如何将其处理回收？

(5)为什么桂皮酸合成反应中将反应物倒入事先沸腾的热水中？

实验三十六　阿魏酸哌嗪盐和阿魏酸川芎嗪盐的合成

一、目的要求

(1)了解中药有效成分的结构修饰原理及其在新药开发中的应用。

(2) 掌握阿魏酸哌嗪、阿魏酸川芎嗪的制备原理及操作方法。

(3) 熟悉药物拼合原理及其应用。

二、实验原理

我国中药资源丰富，从传统的中药中筛选出活性成分作为先导化合物，利用现代药物化学研究原理对先导化合物进行药物设计、合成，从中筛选出疗效更好、副作用少、生物利用度高的药物具有重要的理论意义和临床应用价值。川芎嗪是川芎中主要活性成分，化学名为 2，3，5，6-四甲基吡嗪，简称四甲基吡嗪，现已实现人工合成。川芎嗪具有扩张血管、抑制血小板聚集、防止血栓形成、改善脑缺血等多种作用。阿魏酸是当归、川芎等传统活血化淤中草药的主要有效成分之一，现已实现人工合成。阿魏酸具有抑制血小板聚集、抑制 5-羟色胺释放、阻止静脉旁路血栓形成、抗动脉粥样硬化、抗氧化、增强免疫功能等作用。阿魏酸分子结构中含有羧基和酚羟基，具有较强的酸性。阿魏酸较难溶于冷水，可溶于热水、乙醇、乙酸乙酯，易溶于乙醚。为增加阿魏酸的溶解度，以便于注射给药，同时结合药物拼合原理，科研人员利用阿魏酸的酸性，将其与无机碱（如 NaOH）或有机碱（如哌嗪、川芎嗪）等成盐，得到了阿魏酸钠、阿魏酸哌嗪、阿魏酸川芎嗪等多种高效低毒的盐类修饰物。其中阿魏酸钠在临床上主要用于动脉粥样硬化、冠心病、脑血管病、肾小球疾病、肺动脉高压、糖尿病性血管病变、脉管炎等血管性病症的辅助治疗；亦可用于偏头痛、血管性头痛的治疗。阿魏酸哌嗪适用于各类伴有镜下血尿和高凝状态的肾小球疾病的治疗，以及冠心病、脑梗死、脉管炎等疾病的辅助治疗。阿魏酸川芎嗪具有抗血小板聚集、扩张微血管、解除血管痉挛、改善微循环、活血化淤作用，并对已聚集的血小板有解聚作用。它们的化学结构式为：

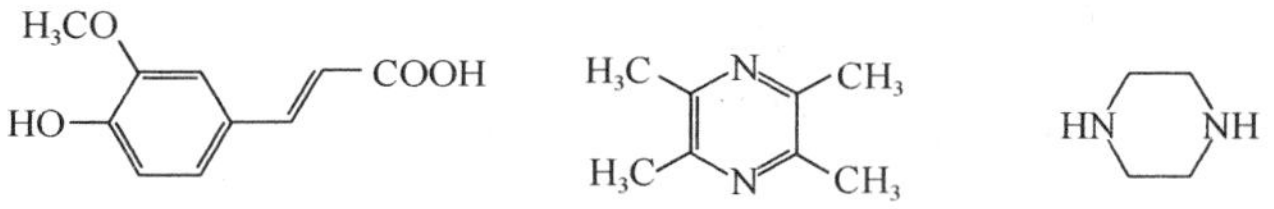

阿魏酸　　　　　　　　　川芎嗪　　　　　　　哌嗪

合成路线如下：

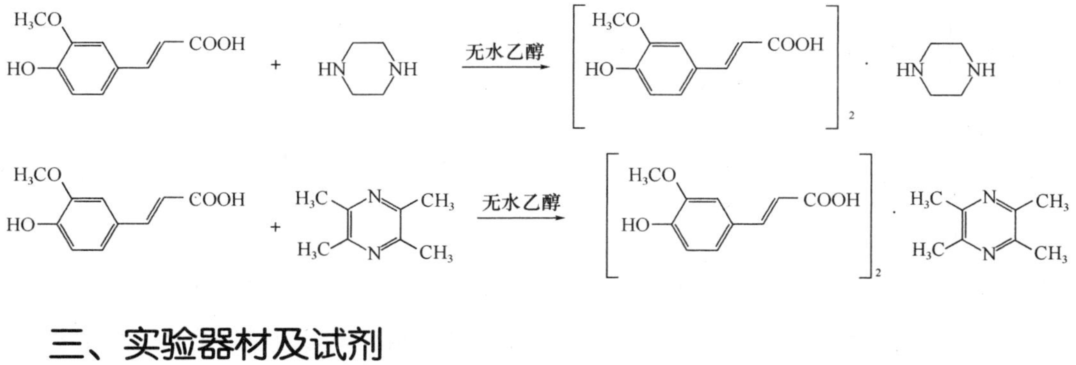

三、实验器材及试剂

1. 器材　磁力搅拌器，100ml 圆底烧瓶，250ml 烧杯，布氏漏斗，抽滤瓶。

2. 试剂　六水合哌嗪，盐酸川芎嗪，无水乙醇，阿魏酸，蒸馏水，活性炭，NaOH。

四、实验步骤

(一)阿魏酸哌嗪盐的合成与精制

在圆底烧瓶中加入阿魏酸 3.9g、无水乙醇 30ml，加热溶解。在烧杯中加入六水合哌嗪 1.94g，加乙醇 10ml，加热溶解备用。在搅拌下将哌嗪乙醇溶液趁热加到阿魏酸乙醇溶液中，水浴温度控制在 60℃ 左右，搅拌反应 1h。反应完毕后冷却，减压抽滤，滤饼用无水乙醇洗涤。干燥得阿魏酸哌嗪盐白色针状晶体，干燥，称重，计算收率。熔点 157~160℃。

(二)阿魏酸川芎嗪盐的合成与精制

在圆底烧瓶中加入阿魏酸 3.9g、无水乙醇 30ml，加热溶解。在烧杯中加入川芎嗪 1.36g，加乙醇 7ml，加热溶解备用。在搅拌下将川芎嗪乙醇溶液趁热加到阿魏酸乙醇溶液中，水浴温度控制在 60℃ 左右，搅拌反应 1h，反应完毕后冷却，减压抽滤，滤饼用无水乙醇洗涤。必要时可用 25%乙醇溶液重结晶，干燥得阿魏酸川芎嗪盐白色针状晶体，干燥，称重，计算收率。熔点 168~170℃。

五、注意事项

阿魏酸哌嗪盐和阿魏酸川芎嗪盐的合成中，注意控制反应温度在 60℃ 左右。

六、思考题

(1)阿魏酸哌嗪盐和阿魏酸川芎嗪盐的设计原理是什么？
(2)有哪些方法可用于增加难溶性药物的吸收？

实验三十七　查尔酮的制备

一、目的要求

(1)了解羟醛缩合反应的机理、特点及反应条件。
(2)掌握查尔酮的制备原理及操作方法。

二、实验原理

查尔酮，二苯基丙烯酮，英文名字 Chalcone，为淡黄色斜方或棱形结晶。查尔酮是合成黄酮类化合物的重要中间体，广泛存在于自然界中。查尔酮不仅对于植物抵抗疾病、寄生虫等起到重要的作用，而且在人体内也有重要的药理作用。查尔酮分子结构显示出较大的柔性，能与不同的受体结合，表现出广泛的生物活性。研究发现，查尔酮具有抗蛲虫、抗过敏、抗肿瘤活性。结构上，查尔酮具有 α，β-不饱和酮结构，与两端的苯环形成一个大的共轭体系。当受到强光照射时，电子向某个方向偏移，产生超极化效应；此时的共轭体系中的 π 电子趋于离域，从而能够表现出较大的非线性光学效应。因此，在非线性光学材料方面，查耳酮及其衍生物具有广泛的应用前景。

查尔酮的合成方法很多，比较经典的合成方法是使用强碱如醇钠或者强酸在无水乙醇中催化苯乙酮和苯甲醛的羟醛缩合，合成路线为：

本实验中，由苯甲醛与苯乙酮在碱的催化下发生羟醛缩合反应即得查尔酮。

三、实验器材及试剂

1. 器材 磁力搅拌器，温度计，回流冷凝管，滴液漏斗，抽滤瓶，布氏漏斗，熔点仪，100ml 三口烧瓶，250ml 烧杯。

2. 试剂 苯甲醛，苯乙酮，95%乙醇溶液，$2.7\ mol \cdot L^{-1}$氢氧化钠溶液。

四、实验步骤

在配有磁力搅拌、温度计、回流冷凝器及滴液漏斗的 100ml 的三口烧瓶中，加入 $2.7\ mol \cdot L^{-1}$氢氧化钠溶液 20ml、95%的乙醇溶液 15ml 及苯乙酮 5.2g，水浴控温到 20℃，搅拌下滴加苯甲醛 4.6g，注意滴加过程中维持反应温度 20～25℃。加毕，于该温度下继续搅拌反应 0.5h，然后加入少量的查尔酮做晶种，继续搅拌 1.5h，析出沉淀，抽滤、水洗，直至洗水呈中性，抽干得粗产品，以少量乙酸乙酯为溶剂重结晶，得浅黄色针状结晶，测熔点(参考熔点 55～56℃)。

五、注意事项

(1)滴加苯甲醛时，应该维持反应温度 20～25℃。
(2)结晶时不容易析出结晶，需要加入晶种来引发结晶过程。

六、思考题

(1)本实验中可能的副反应有哪些？如何避免？
(2)为什么该产品析晶比较困难？

实验三十八 磺胺嘧啶银和磺胺嘧啶锌的合成

一、目的要求

(1)了解磺胺嘧啶银和磺胺嘧啶锌的临床应用。

(2) 了解拼合原理在药物结构修饰中的应用。

(3) 掌握磺胺嘧啶银和磺胺嘧啶锌的制备原理及操作方法。

二、实验原理

磺胺嘧啶银(SD-Ag)为白色或类白色结晶状粉末，遇光或热易变质。在水、乙醇、氯仿或乙醚中均不溶。临床上，磺胺嘧啶银作为抗菌药，抗菌谱比较广，对大多数革兰阳性菌、革兰阴性菌敏感，并且对酵母菌和其他真菌亦有良好的抗菌作用，且不被对氨基苯甲酸所拮抗。在革兰阳性菌中，磺胺嘧啶银对肺炎球菌、链球菌高度敏感，对葡萄球菌表现出中等程度敏感，对破伤风杆菌、炭疽杆菌及部分李斯特菌比较敏感。在革兰阴性菌中，本品对淋球菌、脑膜炎球菌、鼠疫杆菌、流感杆菌高度敏感，对大肠杆菌、痢疾杆菌、伤寒杆菌、霍乱杆菌、布鲁杆菌、奇异变形杆菌等只有中度敏感。磺胺嘧啶在结构上类似于对氨基苯甲酸(PABA)，具有类似的作用机制，可与 PABA 竞争性地于二氢叶酸合成酶作用，从而达到以 PABA 为原料合成四氢叶酸的抑制效果，进一步抑制细菌蛋白质的生物合成而起到抗菌的目的。磺胺嘧啶银所含银盐具有收敛作用，使创面干燥，能有效促进结痂和加速愈合，因此，磺胺嘧啶银具有磺胺嘧啶和银盐的双重作用。临床上，磺胺嘧啶银除用于治疗烧伤创面感染和控制感染外，还可使创面干燥，结痂，促进愈合。但磺胺嘧啶银成本较高，且易氧化变质，故制成磺胺嘧啶锌，以代替磺胺嘧啶银。

2-(对-氨基苯磺酰胺基)嘧啶银　　　　2-(对-氨基苯磺酰胺基)嘧啶锌

磺胺嘧啶锌(SD-Zn)为白色或类白色粉末，在水、乙醇、氯仿或乙醚中均不溶。磺胺嘧啶本身具有抑菌性能，而锌因能破坏细菌的 DNA 结构，也能起到抑菌作用。烧伤患者体内的锌会大量丧失，使用磺胺嘧啶锌可有效补偿锌的损失，从而有效增强机体抵抗感染和促进创面愈合的能力，从而表现出控制感染和促进愈合的双重功能。用药后血清锌浓度逐渐增加，4~8h 出现峰值，而后逐渐下降，从尿中排泄，在 18~24h 内尿中锌排出明显，48h 后呈下降趋势。用于烧伤、外伤所致新鲜创面、慢性溃疡创面和脓腔。外用，代替磺胺嘧啶银，有促进创口 DNA 愈合和抗菌、收敛作用。

三、实验器材及试剂

1. 器材　搅拌器，减压抽滤装置，50ml 量筒，100ml 量筒，50ml 烧杯，100ml 烧杯，200ml 烧杯，天平，称量纸，滴管。

2. 试剂　磺胺嘧啶，10%氨水，硝酸银，氨水，硫酸锌，$0.1mol \cdot L^{-1}$ 氯化钡溶液。

四、实验步骤

(一)磺胺嘧啶银的制备

取磺胺嘧啶 5g 置于 50ml 烧杯中，加 10%氨水 20ml 溶解。另取 AgNO$_3$ 3.4g，用 10ml 氨水溶解，搅拌下，将 AgNO$_3$ 氨水溶液倾入磺胺嘧啶-氨水溶液中，析出白色沉淀，抽滤，用蒸馏水洗至无 Ag$^+$(用 0.1mol·L^{-1} 氯化钡溶液检查)，干燥结晶得磺胺嘧啶银，计算收率。注意避光保存。

(二)磺胺嘧啶锌的合成

取磺胺嘧啶 5g，置 100ml 烧杯中，加入稀氨水(4ml 浓氨水加 25ml 水)。如有不溶的磺胺嘧啶，再补加浓氨水约 1ml 左右，使磺胺嘧啶全溶。另取硫酸锌 3g，溶于 25ml 水中，在搅拌下倾入上述磺胺嘧啶氨水溶液中，搅拌片刻析出沉淀，继续搅拌 5min，过滤，用蒸馏水洗至无硫酸根离子反应(用 0.1mol·L^{-1} 氯化钡溶液检查)干燥称重，计算收率。

五、注意事项

(1)合成磺胺嘧啶银时，所有仪器均需用蒸馏水洗净。
(2)磺胺嘧啶银成本较高，且易氧化变质，注意保存。

六、思考题

(1)SD-Ag 及 SD-Zn 的合成为什么都要先做成铵盐？
(2)比较 SD-Ag 及 SD-Zn 在合成及临床应用方面的优缺点。

实验三十九 硝苯地平的合成

一、目的要求

(1)熟悉二氢吡啶类化合物的合成。
(2)了解 Hanstzch 反应在二氢吡啶类心血管药物生产中的应用。
(3)掌握硝苯地平的合成工艺。

二、实验原理

硝苯地平的化学名称为，2，6-二甲基-3，5-二甲氧羰基-4-(2-硝基苯基)-1，4-二氢吡啶。分子量 346.34，一般为黄色针状结晶或结晶性粉末，熔点 171～175℃，无嗅无味。几乎不溶于水，易溶于丙酮、氯仿，略溶于乙醇。硝苯地平又称硝苯吡啶、心痛定，是目前临床常用的钙通道阻滞剂。在临床上，硝苯地平主要应用于冠心病、高血压的治疗，近年来硝苯地平广泛应用于治疗肾绞痛、胆绞痛、支气管哮喘、痛经等。

硝苯地平由原料乙酰乙酸甲酯、邻硝基苯甲醛、氨水经过 Hanstzch 缩合反应得到，反应式如下：

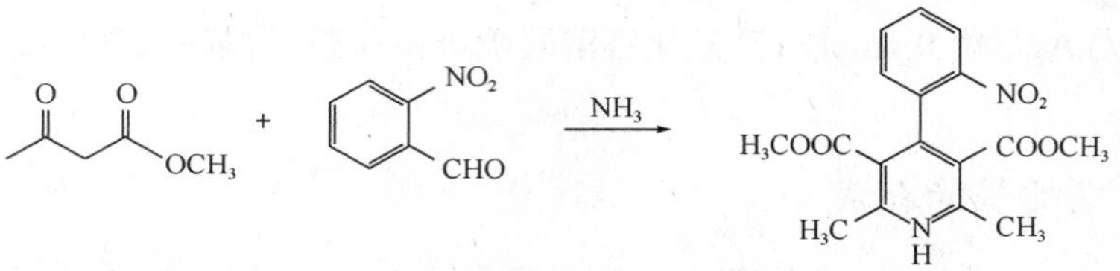

三、实验器材及试剂

1. 器材 100ml 圆底烧瓶，球形冷凝管，直型冷凝管，集热式磁力搅拌器，100℃温度计，抽滤装置一套，50ml 量筒，10ml 量筒。

2. 试剂 邻硝基苯甲醛，乙酰乙酸甲酯，甲醇氨饱和溶液。

四、实验步骤

(一) 环合

在装有球型冷凝管的 100ml 圆底烧瓶中，依次加入间硝基苯甲醛 5g、乙酰乙酸甲酯 9ml、甲醇氨饱和溶液 30ml，磁力搅拌下油浴加热回流反应 5h，然后改为蒸馏装置，蒸出甲醇直至有结晶固体析出为止，抽滤，滤饼用 95% 的乙醇溶液 20ml 洗涤，压干，得黄色结晶性粉末，干燥，称重，计算收率。

(二) 精制

粗品以 95% 乙醇溶液重结晶，干燥，测熔点，称重，计算收率。

五、注意事项

甲醇氨饱和溶液应新鲜配制。

六、思考题

(1) 甲醇氨饱和溶液为什么要现用现制？
(2) Hanstzch 反应合成二氢吡啶类化合物的反应机制？

实验四十　奥沙普嗪的合成

一、目的要求

(1) 熟悉噁唑杂环的合成方法。

(2) 掌握环合反应的实验操作。

(3) 了解"一勺烩"工艺的操作方法。

二、实验原理

奥沙普嗪(4，5-二苯基噁唑-2-丙酸，Oxaprozin)，是一种长效芳基丙酸类非甾体抗炎药，由美国 Wyeth 公司开发，于 1992 年经 FDA 批准首次上市。具有抗炎、解热、镇痛作用，毒副作用小，作用时间长等优点。其作用强度与阿司匹林相似，高于吲哚美辛。适用于风湿性关节炎、类风湿性关节炎，肩关节周围炎，强直性脊柱炎，颈肩腕症候群，痛风及外伤和手术后消炎、镇痛等。

奥沙普嗪以二苯基乙醇酮为原料，通过"一勺烩"工艺环合得到，反应式如下：

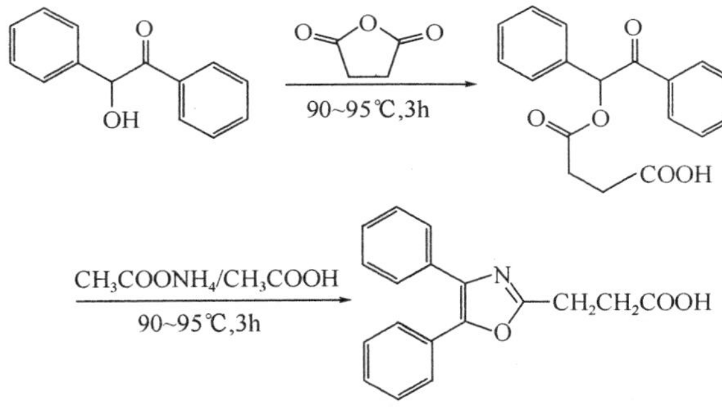

三、实验器材及试剂

1. 器材　三口烧瓶，球形冷凝管，集热式恒温加热磁力搅拌器，温度计，抽滤瓶，布氏漏斗，量筒，烧杯。

2. 试剂　安息香，琥珀酸酐，吡啶，乙酸铵，冰乙酸。

四、实验步骤

在装有回流冷凝器和温度计的反应瓶中，依次加入安息香 10g、琥珀酸酐 7.1g 和吡啶 5.1ml，混合均匀，水浴上加热到 90~95℃，磁力搅拌下反应 4h。然后冷却至室温，加入乙酸铵 7.3g 和冰乙酸 30ml，混合均匀，继续升温至 90~95℃搅拌反应 3h。停止反应，冷却至室温加入 50ml 蒸馏水得白色晶体，抽滤收集晶体，用蒸馏水洗涤，然后将结晶再加入反应瓶中，同时加入水适量，加热到 60~70℃搅拌 1.5h，冷却至室温，收集结晶，用蒸馏水洗涤，干燥后即得奥沙普嗪白色针状结晶，计算产率(按安息香计算)，测熔点(熔点 163~165℃)。

五、注意事项

(1)注意反应物的投料比。

(2)重结晶操作中，冷却过程尽量静置，以得到形状较好的晶体。

六、思考题

(1)写出环合反应机制，乙酸铵在反应中起什么作用？

(2)临床上，奥沙普嗪为哪类作用药，其主要的作用和应用是什么？

(3)分析比较奥沙普嗪合成中采用"一勺烩"的合成工艺有哪些优缺点？

第五部分　天然药物的提取、分离及鉴定

本部分实验包括生物碱类、脂肪酸类、萜类、蒽醌类、黄酮类及香豆素类等常见天然产物的提取分离及结构鉴定。通过本部分实验，使学生掌握回流提取法、索氏提取法、升华法、酸碱法、萃取法、重结晶法、柱色谱法等提取分离方法；熟悉天然药物的获得过程；学会根据物质的理化性质，选择合适的提取、分离和鉴别方法。

实验四十一　外消旋苦杏仁酸的拆分

一、实验目的

(1) 掌握萃取及重结晶操作技术。
(2) 了解酸性外消旋体的拆分原理和实验方法。

二、实验原理

苦杏仁酸可作医药中间体，用于合成环扁桃酸酯、扁桃酸乌洛托品及阿托品类解痛剂。用化学方法合成的苦杏仁酸是外消旋体，外消旋体由于在非手性条件下物理和化学性质相同，普通的分离方法如蒸馏、重结晶等在这种情况下是无能为力的。化学法是最重要、最常用的拆分法，它是将一对对映体转变为非对映异构体，即在一对对映体分子中引入相同的手性基团，从而生成一对非对映异构体，再根据一对非对映异构体在物理性质上存在的差异而将二者拆分，分开后再把所引入的手性因素除去，即可得到纯的左旋或右旋体。这种方法一般需要被拆分的分子中有一个易发生反应的基团，如羧基、碱基等，然后让它们与一个纯的(+)或(−)光活化合物反应，形成盐，这样就形成了一对非对映体，而后通过手性拆分获得对映异构体。苦杏仁酸的结构式为：

$$\text{OH}$$

由于(±)-苦杏仁酸是酸性外消旋体，故可以用碱性旋光体做拆分剂，一般常用(−)-麻黄碱。拆分时，(±)-苦杏仁酸与(−)-麻黄碱反应形成两种非对映异构的盐，进而可以利用其物理性质(如溶解度)的差异对其进行分离。

三、实验器材及试剂

1 器材　烧杯，分液漏斗，布氏漏斗，滤纸，抽滤瓶，玻璃棒，圆底烧瓶，冷凝管，

牛角管，支管，玻璃塞，橡皮管，电热套，量筒，锥形瓶，表面皿。

2. 试剂　30%氢氧化钠溶液，乙醚，无水硫酸镁，盐酸麻黄碱，无水乙醇，乙醚，盐酸，苦杏仁酸。

四、实验步骤

外消旋苦杏仁酸的拆分如图 5-41-1 所示，详细的拆分步骤如下：

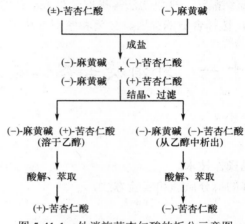

图 5-41-1　外消旋苦杏仁酸的拆分示意图

（一）(−)-麻黄碱的制备

在 25ml 锥形瓶中将 3.7g 盐酸麻黄碱溶于 10ml 水中，加入 0.8g 氢氧化钠，充分搅拌后，用乙醚对其萃取两次（每次 10ml），合并醚层并用无水硫酸镁干燥，过滤除去干燥剂，将蒸去乙醚后的剩余物溶于 30ml 无水乙醇中，备用。

（二）(±)-苦杏仁酸的拆分

在 100ml 圆底烧瓶中将 3g(±)-苦杏仁酸溶解于 4ml 无水乙醇中。缓慢加入上述麻黄碱乙醇溶液，装上回流冷凝管，在 85～90℃水浴中回流 1h。回流结束后，冷却混合物至室温，再用冰水浴冷却使晶体析出。析出晶体为(−)-麻黄碱和(−)苦杏仁酸，(−)-麻黄碱和(+)苦杏仁酸仍留在乙醇中。过滤即可将其分离（滤液保留）。

（三）(−)苦杏仁酸的制备

将上述晶体放入 50ml 烧杯中，加入 20ml 水，然后滴加浓盐酸使溶液呈明显酸性。用 15ml 乙醚分三次萃取，合并醚层，并用无水硫酸镁干燥，过滤，蒸馏除去乙醚，将残留物转移到表面皿中，干燥后得(−)苦杏仁酸。熔点 131～133℃。

（四）(+)苦杏仁酸的制备

将先前保留的滤液蒸干，用 10ml 水溶解残余物。滴加浓盐酸使溶液呈明显酸性，此时固体全部溶解(若有油状黏稠物出现,可用滤纸滤掉)。用 30ml 乙醚分三次萃取,合并醚层,并用无水硫酸镁干燥,过滤,蒸馏除去乙醚。将残留物转移到表面皿中,干燥后得(+)苦杏仁酸,熔点 131~134℃。

五、注意事项

(1)取样及反应都应在通风橱中进行。
(2)此反应是两相反应,剧烈搅拌反应混合物,有利于加速反应。

六、思考题

(1)为什么要用无水硫酸镁干燥?
(2)为什么用乙醚反复萃取?

实验四十二　茶叶中咖啡碱的提取及分离

一、目的要求

(1)熟悉从天然产物中提取有机物的方法和步骤。
(2)理解升华的原理,掌握升华操作。

二、实验原理

生物碱是存在于生物体(主要为植物体)中的一类含氮的碱性有机化合物,大多数有复杂的环状结构,有显著的生物活性,是中草药的有效成分之一。如黄连中的小檗碱(黄连素)、麻黄中的麻黄碱、萝芙木中的利血平、喜树中的喜树碱、长春花中的长春新碱等。植物中的生物碱常以盐(能溶解于水或醇)的状态或以游离碱(能溶于有机溶剂)的状态存在。各种生物碱的结构不同,性质各异,提取分离方法也不尽相同,常用的有冷浸、热浸、渗漉、超声波、微波、索氏提取、热回流提取等。

茶叶中含有多种生物碱。咖啡碱又名咖啡因,化学名称是 1,3,7-三甲基-2,6-二氧嘌呤,是茶叶中主要的生物碱,约含 1%~5%,此外还含有少量茶碱、可可碱、茶多酚、丹宁酸、蛋白质、色素和纤维素等成分。咖啡碱具有刺激心脏、兴奋大脑神经和利尿作用,可作为中枢神经兴奋药,它也是复方阿司匹林等药物的组分之一。

茶叶中的生物碱均为黄嘌呤的衍生物,它们的结构式如下:

黄嘌呤　　　　　　　　咖啡碱　　　　　　　　茶碱　　　　　　　可可豆碱

咖啡碱是弱碱性化合物，为白色针状结晶，味苦，熔点为 238℃，易升华，易溶于氯仿、乙醇、热水等。含量较多的杂质丹宁酸为酸性物质，易溶于水和乙醇。因此可在溶液中加入氧化钙，使之与丹宁酸或丹宁酸的水解产物生成盐而沉淀析出。提取茶叶中的咖啡因，可将茶叶与水一起充分煮沸后，再将茶汁浓缩，即得粗咖啡因。粗咖啡因中还含有其他一些生物碱，可利用升华法进一步提纯。

升华是指物质从固态不经过液态直接变为蒸气的现象，是纯化固体有机物的一种方法。能用升华法纯化的物质必须满足：①在其熔点以下具有相当高的蒸气压(>2.67kPa)；②杂质的蒸气压与被纯化的固体有机物的蒸气压之间有显著的差异。用升华法常可得到纯度较高的产物，但操作时间长，损失也较大，在实验室里只用于较少量(1~2g)物质的纯化。

含结晶水的咖啡碱在 100℃时失去结晶水，开始升华，178℃以上升华加快，但温度不能高于咖啡碱熔点 238℃。而茶碱和可可豆碱于 290~295℃升华，据此可纯化咖啡碱。

三、实验器材及试剂

1. 器材　台秤，250ml 烧杯，100ml 量筒，玻璃漏斗，蒸发皿，酒精灯，牙签，试管，小刀，棉花，玻璃棒，圆形滤纸，石棉网，铁架台。

2. 试剂　绿茶，生石灰，95%乙醇溶液，碘化铋钾试剂。

四、实验步骤

取 8g 绿茶于 250ml 烧杯中，加 100ml 蒸馏水，加热煮沸，沸腾 30min(期间补加少量蒸馏水，以补充蒸发的水分)，趁热过滤除去茶叶渣。将滤液移入蒸发皿中，加热浓缩至 20~30ml，溶液变得黏稠时，加 4g 生石灰(如果浓缩后剩余溶液量较多时，可多加生石灰，至溶液变得松散干燥为止)，在不断搅拌下将水分蒸干，然后焙炒片刻除去全部水分。冷却后擦去蒸发皿边上的粉末，以免污染升华产物。

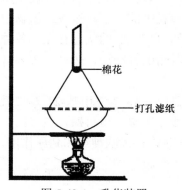

图 5-42-1　升华装置

在蒸发皿上盖一张扎有许多小孔的圆形滤纸，然后将大小合适的玻璃漏斗倒盖在滤纸之上，在漏斗颈部塞少量棉花，以减少蒸气外逸，如图 5-42-1 所示。将蒸发皿小火缓缓加热，控制温度使其略低于咖啡碱的熔点(238℃)。升华后的咖啡碱蒸气通过滤纸孔进入上部空间，遇到漏斗内壁凝为晶体，必要时在漏斗外壁覆以湿润的滤纸或湿布以降低系统温度。当发现有棕色烟雾出现时，升华完毕，停止加热。冷却后，揭开漏斗和滤纸。必要时将残渣拌匀后用较大的火焰再升华一次。

用小刀将滤纸和漏斗内壁的晶体刮下来，将少许晶体溶于 2ml 95%乙醇溶液中。取此溶液 1ml，加碘化铋钾试剂 1～6 滴，生成淡黄色或红棕色沉淀，表明有生物碱存在。

五、注意事项

(1)茶叶滤液要趁热过滤。

(2)焙炒时，水分要除尽，但不能炒焦。

(3)升华操作的好坏是本实验成败的关键，在整个升华过程中，必须用小火加热，温度太高会使产品碳化变黑。

六、思考题

(1)在此实验中，加入生石灰的作用是什么？

(2)哪些物质可以用升华法提纯？进行升华操作应注意哪些问题？

实验四十三　花生油的提取

一、目的要求

(1)学习从固体物质中提取有机化合物的方法。

(2)掌握索氏提取器的原理与使用方法。

二、实验原理

花生油(peanut oil)主要是由约 20%饱和脂肪酸和约 80%的不饱和脂肪酸所组成，其中主要是油酸、亚油酸和棕榈酸，碘价约 80～110，属于干性油，其油色淡黄透明，色泽清亮，气味芬芳，滋味可口，是一种优质的烹调用油。据文献报导，花生油可使人体内胆固醇分解为胆汁酸并排出体外，从而降低血浆中胆固醇的含量。另外，花生油中还含有甾醇、麦胚酚、磷脂、维生素 E、胆碱、白藜芦醇等对人体有益的物质，可防止皮肤皱裂老化，防止血栓形成，还可改善大脑的记忆力，延缓脑功能的衰退。

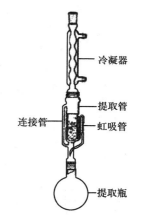

图 5-43-1　索氏提取器装置

根据国家标准 GB 1534-2003《花生油》的规定，花生油按制作工艺可分为浸出花生油和压榨花生油。本实验主要通过索氏提取器，采用加热浸取法来对花生油进行提取。

索氏提取器是一种用于固-液萃取的高效装置(如图 5-43-1 所示)，由提取瓶、提取管、冷凝器三部分组成的，提取管两侧分别有虹吸管和连接管。提取前，将待测样品研细，用滤纸套包好置于提取管中，萃取剂注入提取瓶内。加热提取瓶，萃取剂气化，由连接管上升进入冷凝器，冷凝下来的萃取剂滴入提取管中，浸提样品中的待提取物。当提取管中液面超过虹吸管上端后，溶有待提取物的萃取剂经虹吸管流入提取瓶，从而得到提取物。此过程反复进行，溶剂便被一遍又一遍地重复使用，样品每次都接触到新鲜溶剂，最后将所要提取的物质集中到提取瓶中，达到连续高效地提取分离固体化合物的目的。

三、实验器材及试剂

1. 器材 索氏提取器，圆底烧瓶，蒸馏头，温度计套管，0～150℃温度计，球型冷凝管，直形冷凝管，橡皮管，尾接管，锥形瓶，电热套，长颈漏斗，铁架台，量筒，沸石，台秤，小刀，纱布。

2. 试剂 花生仁，氯仿。

四、实验步骤

(一)加料

(1)取一干燥洁净的圆底烧瓶，加入 2～3 粒沸石，称重待用。

(2)称取 5～6g 花生仁，小刀切碎，用纱布包好装入提取管内筒。

(3)在已称重的圆底烧瓶中加入 50ml 氯仿，按图 5-43-1 安装仪器。

(二)提取

(1)通冷却水后，用电热套加热，连续提取 1.5h。

(2)将索氏提取器的提取管卸掉，调整成常压蒸馏装置，慢慢蒸去氯仿，回收溶剂。

(3)把盛有花生油的圆底烧瓶取下，称重，两次质量之差即为花生油质量，计算出油率(花生油质量/花生质量×100%)。

五、注意事项

(1)花生仁切得尽可能小，但不能研磨，否则花生仁中的油会损失。

(2)蒸馏后的氯仿需回收重复使用。

六、思考题

(1)固-液萃取的原理是什么？

(2)用索氏提取器的优点有哪些？

实验四十四　穿心莲内酯的提取、纯化和鉴定

一、目的要求

(1) 掌握渗漉法提取内酯类成分的原理和方法。
(2) 掌握 α, β-不饱和内酯类成分的显色反应和实验方法。
(3) 熟悉利用活性炭去除植物提取液中叶绿素和其他杂质的方法。
(4) 了解利用重结晶法精制天然产物中主要成分的原理与操作。

二、实验原理

穿心莲 *Andrographis paniculata* (Burm. f.) Nees 是爵床科穿心莲属植物，又名春莲秋柳、一见喜、榄核莲、苦胆草等，一年生草本植物，我国福建、广东、海南、广西、云南常见栽培，江苏、陕西亦有引种。其地上部分入药，茎叶极苦，具有清热解毒、凉血、消肿作用。用于感冒发热，咽喉肿痛，口舌生疮，泄泻痢疾，热淋涩痛，痈肿疮痛，毒蛇咬伤等症状。

穿心莲主要含有二萜内酯类成分，称为穿心莲内酯，该类成分表现出抗菌消炎、抗病毒、抗肿瘤、免疫调节等广泛的药理活性，可用于降血压、治疗心肌缺血和动脉粥样硬化，并应用于呼吸道感染、喘息性肺炎以及胃炎和辅助流产药物，是非常重要的一类天然来源药物。

穿心莲中含有的二萜内酯类成分主要有以下几种，它们的性质见表 5-44-1。

表5-44-1　穿心莲中二萜内酯的性质

化合物	名　称	性　质
A	穿心莲内酯 (穿心莲甲素)	无色方棱形结晶，熔点：230～231℃，易溶于丙酮、甲醇、乙醇，微溶于氯仿、乙醚，难溶于水、石油醚、苯，味极苦。
B	脱氧穿心莲内酯 (穿心莲乙素)	无色片状结晶，熔点：175～176℃，易溶于甲醇、乙醇、丙酮、氯仿，可溶于乙醚，微溶于水，味稍苦。
C	新穿心莲内酯 (穿心莲丙素)	无色柱状结晶，熔点：168～169℃，易溶于甲醇、乙醇、丙酮，较难溶于苯、乙醚、氯仿，微溶于水，无苦味。
D	脱水穿心莲内酯 (穿心莲丁素)	无色针状结晶(30%或50%乙醇溶液)，熔点：204℃，易溶于乙醇、丙酮，可溶于氯仿，微溶于苯，几乎不溶于水。

穿心莲内酯类成分水溶性均较差，易溶于乙醇。由于乙醇的极性偏大，在用其进行植物全草的提取时，提取液含有大量的叶绿素等色素，颜色较深。但乙醇毒性较小，且易回收，

因此在大量提取时仍作为首选的提取溶剂。本实验以乙醇作为提取溶剂，使用常温连续提取法即渗漉法提取二萜内酯，利用活性炭除去叶绿素等脂溶性色素，再利用穿心莲二萜内酯易结晶的性质，用重结晶的方法从浓缩的提取液中使二萜内酯结晶析出，实现内酯的纯化。

三、实验器材及试剂

1. 器材 旋转蒸发仪，分析天平，圆底烧瓶，量筒，烧杯，锥形瓶，分液漏斗，小号玻璃漏斗，布氏漏斗，抽滤瓶，油浴锅，冷凝管，滤纸，预制硅胶 GF_{254} 薄层板，玻璃棒，渗漉桶。

2. 试剂 穿心莲，无水乙醇，氯仿，吡啶，氢氧化钠，亚硝酰铁氰化钠溶液，Kedde 试剂[①]。

四、实验步骤

(一) 穿心莲内酯的提取和纯化

1. 穿心莲内酯的提取 取穿心莲粗粉 100g，装入渗漉桶中，加适量 95% 乙醇溶液浸泡 30min，再加 95% 乙醇溶液至没过药粉 3～4cm，浸泡 3h。渗漉过程中控制流速约 $2ml \cdot min^{-1}$，并不断加入新的 95% 乙醇溶液，至提取液约 1L，收集合并渗漉液，用旋转蒸发仪浓缩至约 500ml。

2. 穿心莲内酯的纯化 向浓缩后的提取液中加入适量活性炭，加热回流 30min，脱色至提取液呈浅黄色或浅绿色，趁热过滤。滤液浓缩至 50ml，放冷，析出晶体，即为穿心莲内酯粗品。滤液回收乙醇至干后，留取少量，用 2～3ml 甲醇溶解，用于 TLC 鉴别用。

粗品穿心莲内酯用 40 倍量乙酸乙酯回流溶解 20min，趁热抽滤，沉淀再用 40 倍量乙酸乙酯回流溶解 20min，趁热抽滤后，合并两次的滤液，冰水浴静置冷却析晶，若不析出晶体可于冰箱中冷藏析晶。

(二) 穿心莲内酯的鉴别

1. 显色反应

(1) Legal 反应：取试样少许，用吡啶溶解，加 0.5% 亚硝酰铁氰化钠溶液 2ml、10%NaOH 溶液 1 滴，摇匀。观察颜色变化。

(2) Kedde 反应：取试样少许，用乙醇溶解，加 Kedde 试剂 2 滴，观察显色情况。

2. 薄层色谱分析

吸附剂：预制硅胶 GF_{254} 薄层板，110℃，活化 1h。

展开剂：氯仿：甲醇：乙酸(10：0.7：0.1)。

对照品：穿心莲内酯，脱氧穿心莲内酯。

显色：碘蒸气熏。

[①] 2%的 3，5-二硝基苯甲酸甲醇液和 1mol/L 氢氧化钾甲醇溶液，用前等量混合。

五、注意事项

(1)渗漉流速不宜过快，慢速更利于内酯类成分溶于乙醇中，提高提取效率。

(2)薄层板活化时间不宜过长，否则固定相对试样吸附力过强，造成脱尾。以试样分离效果好、斑点形状规则作为指标。

六、思考题

(1)在中草药成分离过程中，除去叶绿素一般有哪几种方法？

(2)根据穿心莲中内酯成分结构差异，还可以采取什么方法进行分离？

(3)试说明显色反应的机理。

实验四十五　大黄中蒽醌类化合物的提取分离和鉴别

一、目的要求

(1)掌握蒽醌苷元的提取方法。

(2)掌握蒽醌类化合物的酸性规律以及pH梯度萃取法的原理和操作技术。

(3)通过硅胶柱色谱法分离大黄酚和大黄素甲醚的实验，掌握硅胶柱色谱的原理和操作方法。

(4)熟悉蒽醌类化合物的特征显色反应及鉴别方法。

二、实验原理

蒽醌类化合物是最常见的一类醌类化合物，在中药中存在广泛，如大黄、虎杖、何首乌、大血藤、鸡骨草、芦荟、番泻叶等常用中药中均含有大量蒽醌类成分。现代研究发现，蒽醌类具有显著而广泛的药理活性，包括泻下、抗菌、利尿、止血、抗癌、抗病毒、抗衰老、保肝利胆等，是许多药物的主要有效成分。

大黄是一味常用中药，为蓼科植物掌叶大黄 *Rheum palmatum* L.，大黄 *Rheum officinale* Baill 及唐古特大黄 *Rheum tanguticum Maxin. ExBalf* 的干燥根茎，以泻下、健胃著称于世。本品在《神农本草经》等诸多中医药文献中均有记载，其性味苦、寒，具有凉血止血、泻火解毒、活血化瘀、利湿退黄、泻下通便等多种功效。

大黄酸　　　　　　　　　　大黄素　　　　　　　　　　芦荟大黄素

大黄素甲醚　　　　　　　　　　大黄酚

大黄的主要有效成分为蒽醌类化合物及其衍生物，除此之外还含有多糖类及鞣制类等多种类型成分。大黄中蒽醌及其衍生物含量约为 3%～5%，包括游离型和结合型，其中游离蒽醌主要有大黄素、大黄酸、大黄酚、大黄素甲醚、芦荟大黄素等，它们的性质见表 5-45-1。

表5-45-1　大黄中五种蒽醌类成分的性质

名　称	晶　形	熔　点	溶解性
大黄酸	黄色针晶	321～322℃	溶于吡啶、碳酸氢钠溶液，微溶于乙醇、苯、氯仿等，不溶于水。
大黄素	橙色针晶	256～257℃	易溶于乙醇，可溶于稀氨水、碳酸钠水溶液，几乎不溶于水。
芦荟大黄素	橙黄色针晶	223～224℃	可溶于乙醚、苯、热乙醇、稀氨水、碳酸钠和氢氧化钠水溶液。
大黄酚	金色片状结晶	196～197℃	溶于丙酮、乙酸、氯仿、甲醇、乙醇、氢氧化钠水溶液。
大黄素甲醚	砖红色针晶	207℃	与大黄酚相似。

由于大黄中羟基蒽醌化合物多以苷的形式存在，故提取时先用稀硫酸溶液把蒽醌苷水解成游离的苷元，再利用蒽醌苷元能溶于氯仿的性质，选用氯仿做溶剂进行提取。

羟基蒽醌苷元所含羟基的位置和数目不同，酸性强弱也不同。具有羧基或多个 β 位酚羟基的蒽醌可溶于 5%碳酸氢钠溶液；具有一个 β 位酚羟基的蒽醌可溶于 5%碳酸钠溶液，只具有 α 位酚羟基的蒽醌，酸性弱，只溶于氢氧化钠溶液。因此，可以使用 pH 梯度萃取法分离上述羟基蒽醌苷元。

大黄酸连有-COOH，酸性最强，可用 5%碳酸氢钠溶液萃取；大黄素有一个 β-OH，酸性次之，可用 5%碳酸钠溶液萃取；芦荟大黄素连有苄醇-OH，酸性第三，可用 0.25%氢氧化钠溶液萃取；大黄素甲醚和大黄酚均具有 1，8-二酚羟基，酸性接近，可利用他们极性的差别，使用硅胶柱色谱进行分离。

三、实验器材及试剂

1. 器材　分析天平，1000ml 圆底烧瓶，250ml 量筒，500ml 烧杯，50ml 烧杯，50ml 锥形瓶，500ml 分液漏斗，小号玻璃漏斗，中号布氏漏斗，500ml 抽滤瓶，层析柱，试管，油浴锅，冷凝管，广泛 pH 试纸，滤纸，预制硅胶 GF_{254}，层析缸，铁架台，铁圈，玻璃棒。

2. 试剂　大黄，20%硫酸，5%碳酸氢钠，盐酸，5%氢氧化钠，5%碳酸钠，0.25%氢氧化钠，硅胶，氯仿，石油醚，乙酸乙酯，乙醇，甲醇，乙酸镁，乙酸。

四、实验步骤

(一)总羟基蒽醌苷元的提取

在 1000ml 圆底烧瓶中,加入大黄粗粉 100g,再加入 20% H_2SO_4 100ml 和氯仿 500ml,加热回流提取 2h,稍冷却后过滤,弃去残渣,得提取液。将提取液倒入分液漏斗中,分出酸水层后得到氯仿提取液,减压回收氯仿至 200ml 左右,倒入分液漏斗中,加水洗至氯仿液 pH=6 左右。

(二)大黄酸的分离与精制

(一)中的氯仿液用 5%$NaHCO_3$ 溶液萃取 2 次(每次 100ml),合并两次 $NaHCO_3$ 液,边用玻璃棒搅拌边滴加盐酸中和至 pH=3 左右,析出棕黄色沉淀。待沉淀析出完全后,抽滤,水洗沉淀数次,置于 60℃ 干燥箱中烘干后,加入少量冰乙酸进行重结晶,得黄色针晶,即为大黄酸,抽滤干燥后称重。

(三)大黄素的分离与精制

5%$NaHCO_3$ 溶液萃取后的氯仿液,再加入 5% Na_2CO_3 溶液萃取 2 次(每次 100ml)。合并两次萃取液,边用玻璃棒搅拌边加盐酸中和至 pH=3 左右,析出棕黄色沉淀,待沉淀析出完全后,抽滤,水洗沉淀数次,置于 60℃ 干燥箱中烘干,用少量无水乙醇重结晶,析出橙色针晶为大黄素,抽滤干燥后称重。

(四)芦荟大黄素的分离与精制

5%Na_2CO_3 溶液萃取过的氯仿液,再用 0.25% NaOH 溶液萃取 2 次(每次 100ml),合并两次萃取液,加搅拌边滴加盐酸中和至 pH=3 左右,析出橙色沉淀,待沉淀析出完全后,抽滤,水洗沉淀数次,60℃ 烘干后,用少量冰乙酸重结晶,得黄色针晶,抽滤干燥后称重。

(五)大黄素甲醚和大黄酚的分离

0.25%NaOH 溶液提取过的氯仿液,再用 5%NaOH 溶液萃取两次(每次 100ml),合并 NaOH 液,加入盐酸中和至不再析出沉淀(约 pH=3 左右),放置抽滤,水洗沉淀数次,60℃烘干后,称重,得大黄素甲醚和大黄酚的混合物。

(六)大黄酚和大黄素甲醚的硅胶柱色谱分离

装柱:取 200~300 目硅胶 25g,干法装柱,轻轻敲打层析柱,使硅胶填充均匀。

上样:大黄素甲醚和大黄酚的混合物先用乙醇加热溶解后,加入少量硅胶,水浴上拌干,加到已装好的硅胶柱顶端,样品加完后,上面盖上一层硅胶。

洗脱:用石油醚-乙酸乙酯(98:2)100ml 洗脱,收集第一条色带,再用石油醚-乙酸乙酯(95:5)100ml 洗脱,收集第二条色带。

（七）样品的呈色反应及薄层色谱

1. 碱性条件下的呈色反应　分别取各蒽醌产物少量，置于试管中，加 2%NaOH 溶液数滴，观察并记录颜色变化。

2. 乙酸镁反应　分别取各蒽醌产物少量，置于试管中，各加 1ml 乙醇溶解，再滴加 0.5%乙酸镁的乙醇溶液数滴，观察并记录颜色变化。

3. 薄层色谱

样品：各产物的乙醇溶液。

对照品：五种蒽醌对照品的乙醇溶液。

层析材料：GF_{254} 预制硅胶板。

展开剂：氯仿-乙酸乙酯（4：1），滴加 2 滴冰乙酸。

显色：可见光下观察色斑，紫外灯下观察荧光斑点。

五、注意事项

(1) 大黄中蒽醌常以结合状态存在，所以需加入酸使其转变为游离状态再进行提取。

(2) 所得的氯仿提取液应加蒸馏水回洗，洗掉残留酸液，否则会影响后面的萃取过程。

(3) 氯仿提取液放置中如有沉淀析出，可过滤，该沉淀多为大黄素，余液进行下一步分离试验。

(4) 进行萃取时，不用猛力振摇，以免产生乳化层，影响分层。如产生乳化层，可通过盐析破坏乳化层。

六、思考题

(1) 大黄中 5 种蒽醌类成分的酸性和极性大小应如何排列？为什么？说明为什么它们可以被不同强度的碱性水溶液萃取出来？

(2) 蒽醌类化合物的乙酸镁显色反应与羟基所在的位置有何关系？

(3) pH 梯度萃取法的原理是什么？除了蒽醌类，还有哪些化合物可用此方法分离？

(4) 两相萃取时，如何防止乳化？如产生乳化层，如何处理？

(5) 大黄中蒽醌化合物的提取方法还有哪些？

实验四十六　槐花米中芦丁的提取分离与鉴定

一、目的要求

(1) 掌握碱提酸沉法提取芦丁的原理、操作方法及注意事项。

(2) 掌握芦丁酸水解的原理及具体操作方法。

(3) 掌握黄酮类化合物的一般性质及黄酮苷、苷元和糖部分的鉴别反应。

（4）熟悉重结晶法纯化芦丁和槲皮素的原理及操作方法。

（5）熟悉利用重结晶法纯化化合物时，溶剂选择的原则。

（6）了解黄酮及其苷类化合物结构研究的一般程序与方法。

二、实验原理

黄酮类化合物是一类广泛存在于自然界中的重要天然有机化合物，其基本母核为 2-苯基色原酮。目前发现的黄酮类物质已超过 1 万多种，主要结构类型有黄酮、二氢黄酮、黄酮醇、二氢黄酮醇、异黄酮及查尔酮等。黄酮类化合物具有多种药理活性，如抗氧化、保护心血管系统、抗肿瘤、保肝、降血脂、抗病毒及雌激素样作用等等，是多种中药的有效成分。

芦丁又名维生素 P、紫槲皮苷、芸香叶苷等，广泛存在于天然植物中。芦丁具有调节毛细血管渗透性之作用，临床主要用作高血压的辅助治疗药物，也可用于防治因缺乏芦丁所致的其他出血症，多作口服，也可注射使用。另外，研究发现芦丁还具有抗氧化、保护胃黏膜、抗骨质疏松、抗衰老、增强免疫、降糖、抗肿瘤、抗病毒、抑菌等多种药理活性。现已发现含芦丁的植物已超过 70 多种，如槐花米、荞麦、烟叶、蒲公英等植物中均含有。

槐花米又名槐米，是豆科槐属植物槐树 *Sophora japonica* L 的干燥花蕾，性凉、味苦，具有凉血止血的功能，芦丁是槐花米中止血的主要成分，2010 版《中国药典》规定，槐花中含无水芦丁不得少于 6.0%，槐米不得少于 15%，因此槐花米常作为提取芦丁的原料。

芦丁为槲皮素 3 位的羟基与芸香糖（1 分子葡萄糖和 1 分子鼠李糖）脱水而成的苷，槲皮素为其苷元。芦丁和槲皮素的结构如下：

芦丁 R=glu-rha　　槲皮素 R=H

芦丁为淡黄色粉末或针状晶体，常含 3 分子结晶水，熔点为 174～178℃，无水物 188～190℃。

芦丁的溶解度：冷水中约为 1∶10000，热水中约为 1∶200；冷乙醇中约为 1∶650，热乙醇中约为 1∶60。微溶于乙酸乙酯、丙酮，不溶于苯、氯仿、乙醚、及石油醚等溶剂。

槲皮素为芦丁的苷元，可由芦丁酸水解制得，黄色结晶，含 2 分子结晶水，熔点 313～314℃。

槲皮素的溶解度：热乙醇中约为 1∶60，冷乙醇中约为 1∶650，可溶于甲醇、冰乙酸、乙酸乙酯、丙酮、吡啶，不溶于石油醚、乙醚、氯仿和水。

芦丁的提取方法很多，比较常用的为碱提取酸沉淀法。芦丁分子中含有多个酚羟基，因而显弱酸性，在碱水中成盐而易溶于水中，故可用碱水为溶剂煮沸提取。提取完毕后，往碱水提取液中加酸并调节到一定 pH，芦丁又成为游离状态而不溶于水，从水中沉淀析出。

由于芦丁在冷水和热水中溶解度差别较大（约差 50 倍），因此可用水为溶剂通过重结晶法对芦丁进行精制。芦丁为黄酮苷类化合物，可通过酸水解将芦丁的苷键水解得到苷元（槲皮素）和糖（葡萄糖和鼠李糖），并通过薄层色谱和纸色谱对水解反应进行检验。最后通过颜色反应和紫外光谱对制得的芦丁和槲皮素进行结构鉴定。

三、实验器材及试剂

1. 器材 分析天平，500ml 烧杯，50ml 烧杯，250ml 圆底烧瓶，50ml 圆底烧瓶，250ml 量筒，500ml，锥形瓶，表面皿，中号玻璃漏斗，中号布氏漏斗，500ml 抽滤瓶，试管，油浴锅，冷凝管，铁架台，铁圈，胶头滴管，玻璃棒，广泛 pH 试纸，中速层析滤纸，预制硅胶板 GF_{254}，层析缸，显色喷雾瓶。

2. 试剂 槐花米，硼砂，石灰乳，2%硫酸溶液，浓盐酸，镁粉，氯仿，甲醇，正丁醇，甲酸，1%槲皮素乙醇溶液，95%乙醇溶液，10%α-萘酚乙醇溶液，浓硫酸，2%二氯氧锆甲醇溶液，2%柠檬酸甲醇溶液，苯胺，邻苯二甲酸，三氯化铝等。

四、实验步骤

（一）芦丁的提取

称取槐花米粗粉 20g，置于 500ml 烧杯中，加入 200ml 水，加入 1g 硼砂，边搅拌边加入石灰乳，调节 pH=8～9。加热至沸腾，保持微沸 30min，提取过程中保持 pH=8～9，并及时补充失去水分，提取完毕后趁热抽滤。弃去滤渣，滤液冷却至 60℃左右，边加浓盐酸边搅拌，调至 pH=4～5 左右，静置 4h，析出黄色固体，抽滤，用蒸馏水洗涤两次，所得固体即为芦丁粗品。

（二）芦丁的精制

芦丁粗品，干燥，称重后按 1：200 的比例加蒸馏水进行重结晶。将芦丁粗品悬浮于蒸馏水中，加热煮沸 15min，趁热抽滤，弃去不溶物，滤液充分静置后析出大量黄色晶体，抽滤，干燥后即得精制芦丁。

（三）芦丁的酸水解及槲皮素的精制

精密称取精制芦丁 1.5g，加 1% H_2SO_4 100ml，加热 40min（开始加热后先变为澄清溶液，后逐渐析出黄色针状结晶），放冷后抽滤，滤液保留作糖分的鉴定。沉淀用水洗除硫酸后，干燥称重，即得苷元槲皮素粗品。槲皮素粗品加入 95%乙醇溶液 15ml 回流溶解，趁热抽滤，放冷，加水至 50%左右浓度，得黄色针晶，即为精制槲皮素。

（四）芦丁和槲皮素的定性反应

分别取芦丁和槲皮素 3mg 左右，各加 6ml 乙醇使其溶解，分别分成三份作下述试验：

盐酸-镁粉反应：取上述溶液 2ml 置于试管中，加 2 滴浓盐酸，再加少许镁粉，注意观察颜色变化情况。

ZrOCl$_2$-柠檬酸反应：取上述溶液 2ml，分别置于两支试管中，各加 2%二氯氧锆甲醇溶液 3～4 滴，观察颜色，其中一支试管继续加入 2%柠檬酸甲醇溶液 3～4 滴，观察并记录颜色变化。

Molish 反应：取上述溶液 2ml 置于试管中，加入等体积的 10%α-萘酚乙醇溶液，摇匀，沿管壁滴加浓硫酸数滴，注意观察两液面产生的颜色变化并记录。

(五)芦丁和槲皮素的薄层层析

样品：自制芦丁和槲皮素的甲醇溶液。

对照品：芦丁和槲皮素对照品的甲醇溶液。

色谱材料：预制硅胶板 GF$_{254}$。

展开剂：CHCl$_3$-MeOH-HCOOH(15∶5∶1)。

显色：在紫外灯下观察。喷三氯化铝试剂后再观察。

(六)糖的纸层析

样品：取(三)中水解滤液 20ml，边搅拌边加入 Ba(OH)$_2$ 细粉中和至中性，滤去硫酸钡沉淀后，滤液浓缩到 3ml 左右，作为糖的供试液。

对照品：葡萄糖和鼠李糖标准品水溶液。

层析材料：新华层析滤纸。

展开剂：正丁醇-乙酸-水(BAW)(4∶1∶5)上层溶液。

展开方式：上行展开。

显色：苯胺-邻苯二甲酸试液，喷后 105℃烘 10min，显棕红色斑点。

(七)芦丁的紫外光谱测定

精密称取芦丁 2mg，用无水甲醇溶解定容至 100ml。取样品溶液置于石英比色皿中，在 200～600nm 波段内进行全波长扫描，观察并记录芦丁的紫外光谱。

五、注意事项

(1)芦丁的邻二酚羟基易被氧化，加入硼砂的目的是与芦丁结合，保护芦丁的结构不被破坏。

(2)加入石灰乳既能作为碱溶解提取芦丁，还可以除去槐花米中大量的黏液质和酸性树脂等杂质，但 pH 不能过高，应该控制在 8～9，否则会破坏芦丁的母核。

(3)加酸沉淀时酸性不宜太强，应控制 pH=3～4，否则芦丁会生成盐溶于水中。

(4)在加热提取的过程中应随时补充失去的水分。

(5)在进行显色反应时，试管口一定不能对着有人的位置，滴加浓硫酸时应沿着管壁缓慢加入。

(6)粗品芦丁重结晶后，由于含有黏液质，进行抽滤时，不要过分振摇样品成混悬液，以免造成抽滤困难。

六、思考题

(1)芦丁还可以用哪些方法提取?

(2)苷类水解有几种催化方法?酸水解常用什么酸?

(3)如何确定芦丁的糖基接在槲皮素的 3 位?

(4)讨论苷类化合物结构的鉴定程序。

(5)黄酮类化合物的显色反应有哪些?

(6)芦丁酸水解时为什么会出现浑浊-澄清-浑浊的过程?

(7)比较芦丁和槲皮素的 R_f 值大小,说明原因。

(8)如何确定芦丁水解是否完全?

实验四十七　汉防己生物碱的提取、分离与鉴定

一、目的要求

(1)掌握总生物碱的提取方法。

(2)掌握脂溶性生物碱和水溶性生物碱的分离方法。

(3)掌握酚性叔胺碱及非酚性叔胺碱、水溶性碱与水溶性杂质的分离原理与操作。

(4)学习用吸附柱色谱分离生物碱,并掌握一般柱色谱的操作方法。

(5)掌握生物碱的常用鉴定方法。

二、实验原理

生物碱是自然界中一类重要的含氮天然有机化合物,主要存在于植物中,自然界中发现的生物碱已超过一万多种。现代药理研究发现,生物碱具有特殊的生理活性,如抗肿瘤、抗菌、镇痛、降压、平喘等。防己、麻黄、乌头、苦参、长春花、秋水仙等多种重要的中药中均富含生物碱类成分。

汉防己为防己科千金藤属物汉防己 *Stephania tetrandra* S. Mcore 的根,又名粉防己,是祛风解热镇痛药物,主治风湿关节疼痛。其有效成分为生物碱,总生物碱含量为 1.5%~2.3%,主要为汉防己甲素,含量约 1%;汉防己乙素,含量约 0.5%;轮环藤酚碱,含量为0.2%。其中,汉防己甲素药理作用广泛,具有解热镇痛、抗炎、利尿、抗过敏性休克、防治肝纤维化等多种作用。三种主要生物碱的理化性质见表 5-47-1。

R=CH₃ 汉防己甲素
R=H　汉防己乙素

轮环藤酚碱

表5-47-1　汉防己中三种生物碱类成分的性质

名　称	晶　形	熔　点	溶解性
汉防己甲素 （汉防己碱， 粉防己碱）	无色针晶	217～218℃双熔 点现象	不溶于水和石油醚，易溶于乙醇、丙酮、乙酸乙酯和氯仿等有机溶剂及稀酸水中易溶，可溶于苯。
汉防己乙素 （防己诺林碱， 去甲粉防己碱）	乙醇 细棒状结晶 甲醇 细棒状结晶 丙酮 六面粒状晶	245℃ 177～179℃ 134℃	与汉防己甲素相似，因有一个酚羟基，故极性稍高于汉防己甲素，在苯中的溶解度小于汉防己甲素而在乙醇中又大于汉防己甲素。
轮环藤酚碱 （汉己素）	氯化物 八面体状结晶； 碘化物 无色绢丝状结晶； 苦味酸盐 黄色结晶	214～216℃ 185℃ 154～156℃	水溶性季铵生物碱，不溶于非极性溶剂。

　　本实验利用生物碱及其盐能溶于乙醇的性质，利用乙醇提取总生物碱；再利用生物碱极性和溶解性的差别分离亲脂性和亲水性生物碱；汉防己乙素比甲素多一个酚羟基，极性较大，可利用吸附柱色谱进行分离；利用雷氏铵盐可与季铵型生物碱生成沉淀而分离之。

三、实验器材及试剂

　　1. 器材　500ml，圆底烧瓶，500ml 烧杯，50ml 烧杯，表面皿，蒸发皿，500ml 锥形瓶，100ml 锥形瓶，50ml 量筒，250ml 量筒，500ml 分液漏斗，中号玻璃漏斗，中号布氏漏斗，500ml 抽滤瓶，广泛 pH 试纸，预制硅胶板，层析柱，油浴锅，冷凝管，铁架台，铁圈，胶头滴管，玻璃棒，层析缸。

　　2. 试剂　汉防己，95%乙醇溶液，1%盐酸，1%氢氧化钠，无水硫酸钠，20%盐酸，雷氏铵盐饱和水溶液，0.6%硫酸银溶液，10%氯化钡溶液，氧化铝，改良 Dragendorff 试剂①，苦味酸试剂②，碘-碘化钾试剂③，硅钨酸试剂④，氯仿，乙醇，氨水，丙酮，环己烷。

---

① 7.3g 碘化铋钾，先加冰乙酸 10ml，再加蒸馏水 60ml。

② 1g 苦味酸溶解 100ml 蒸馏水中。

③ 1g 碘和 10g 碘化钾，加入 50ml 水加热溶解，加入 2ml 乙酸，最后用水稀释至 100ml。

④ 5g 硅钨酸溶解于 100ml 蒸馏水中，再加盐酸少量调节 pH=2 左右。

四、实验步骤

(一)总生物碱的回流提取

称取 100g 汉防己粗粉，置于 500ml 的圆底烧瓶中，加入 95%乙醇溶液 200ml，加热回流提取 1h，滤出提取液，滤渣同法再提取 1 次，合并 2 次滤液；滤液用旋转蒸发仪浓缩至无醇味，变成糖浆状，即得到总生物碱。

(二)脂溶性和水溶性生物碱的分离

步骤(一)中的总生物碱提取物转移到烧杯中，加入 1%的盐酸 200ml 分三次溶解(80ml，60ml，60ml，可以加热搅拌促溶)，合并三次溶解液，充分静置后，滤除不溶物。留取 15ml做沉淀反应，其余的盐酸溶解液移至分液漏斗中，加 80ml 氯仿，滴加浓氨水调至 pH=9～10 进行萃取，分出氯仿层后，碱水层再用 40ml 氯仿萃取 1 次，合并两次氯仿萃取液(含亲脂性叔胺碱)。氨性碱水液留待分离水溶性生物碱。

氯仿萃取液置于分液漏斗中，先以 1%氢氧化钠溶液洗两次后，再用水洗 2 次，合并氢氧化钠碱水液和水洗液，得到含有酚性生物碱的部分。氯仿萃取液加入 5g 无水硫酸钠脱水，回收氯仿得脂溶性粗总碱(汉防己甲素和汉防己乙素的混合物)。

(三)水溶性生物碱的分离

步骤(二)中氯仿萃取后剩余的氨性碱水液，先加入 20%盐酸调节 pH=3～4 左右，再滴加雷氏铵盐的饱和水溶液进行沉淀，直至不再生成沉淀(生物碱的雷氏复盐)为止，抽滤并用蒸馏水洗涤沉淀至洗涤液不呈红色为止，置于干燥箱中烘干称重。

称重后的沉淀继续加入 20 倍的丙酮进行溶解，过滤掉不溶物质，得丙酮液。继续往丙酮液中加入 0.6%硫酸银溶液(记录硫酸银溶液的体积)，至不再生成沉淀为止(沉淀为雷氏银盐)，放置，滤除沉淀，得滤液(滤液中为生物碱的硫酸盐)。

滤液回收大部分丙酮，放冷，仔细加入与硫酸银溶液等当量的 10%氯化钡溶液，生成白色沉淀，静置后抽滤。浓缩滤液，放置析出结晶，抽滤即得轮环藤酚碱盐酸盐。

(四)柱色谱法分离汉防己甲素和汉防己乙素

装柱：取 100 目中性氧化铝 30g，装于 2.5cm×25cm 的色谱柱中，干法装柱，轻轻敲动色谱柱，使氧化铝填充均匀。

上样：称取 200mg 总碱，加适量丙酮加热溶解，用吸管加到装有 1g 氧化铝的蒸发皿中，于水浴上挥干丙酮，仔细将样品拌干，将拌好的样品均匀加入装有氧化铝层析柱的柱顶。

洗脱：以环己烷-丙酮(4∶1)为洗脱剂进行洗脱，每 10ml 收集一个流份，用薄层色谱(展开剂：氯仿：丙酮=1∶1；显色剂：改良 Dragendorff 试剂)分析后合并相同流份，各流份分别回收溶剂后，用丙酮重结晶，可分别制得汉防己甲素和汉防己乙素纯品。

(五)鉴定

1. 鉴别反应

取四(二)步骤中留作沉淀反应用的酸水液,盛于四支小试管中,分别加入下列显色试剂。

苦味酸试剂:取上述小试管一支,先将酸水液调至中性,再加入加苦味酸饱和水溶液一滴,观察并记录反应现象。

碘-碘化钾试剂:取上述小试管一支,加入碘-碘化钾试剂1～2滴,观察并记录反应现象。

硅钨酸试剂:取上述小试管一支,硅钨酸试剂1～2滴,观察并记录反应现象。

碘化铋钾试剂:取上述小试管一支,加碘化铋钾试剂1～2滴,观察并记录反应现象。

2. 汉防己甲素和汉防己乙素的薄层色谱鉴别

样品:自提汉防己甲素、汉防己乙素的乙醇溶液。

对照品:汉防己甲素、汉防己乙素的对照品乙醇溶液。

层析材料:预制硅胶板 GF_{254}。

展开剂:氯仿:丙酮:甲醇(4:5:1)。

展开方式:上行法。

显色:改良碘化铋钾试剂。

五、注意事项

(1)总生物碱提取液回收溶剂不宜过干,回收至稀浸膏状即可,否则加入盐酸后会结成胶状团块。

(2)进行氧化铝柱色谱分离时,最开始加洗脱剂时应沿内壁慢慢加,防止将样品冲起,可在样品上面加盖一层氧化铝。

(3)步骤(二)中用 1%氢氧化钠溶液萃取氯仿液的主要目的是除掉酚性生物碱。由于空间效应和形成了氢键,汉防己乙素结构中的羟基呈隐性酚羟基性质,其酸性比较弱,在强碱溶液中不溶解,因此不会被氢氧化钠溶液萃取出来,仍然留在氯仿溶液中。

(4)两相萃取时必须缓慢振摇分液漏斗,以防止两相界面产生乳化层,造成难以分层的现象。

(5)氯化钡溶液有剧毒,使用时应小心。

六、思考题

(1)汉防己甲素、汉防己乙素的结构有何区别?除了用柱色谱分离外,还可以使用哪些方法进行分离?

(2)为什么可用雷氏铵盐法分离纯化季氨碱?其原理是什么?写出沉淀过程中的反应方程式。

(3)分离水溶性与脂溶性生物碱的常用方法有哪些?

(4)生物碱的显色反应有哪些? 各有什么现象?

(5)生物碱的碱性强弱有何规律? 水溶性大小有何规律?

实验四十八　秦皮中七叶内酯的提取、分离和鉴定

一、目的要求

(1)掌握香豆素苷元和苷的分离纯化方法。

(2)掌握香豆素的鉴别反应。

(3)熟悉液液萃取法选择溶剂的原则。

二、实验原理

香豆素类化合物是一类重要的天然产物,是邻羟基桂皮酸内酯类的衍生物,广泛存在于芸香科、伞形科、菊科、豆科、瑞香科等高等植物中。香豆素具有多种药理活性,如抗炎镇痛、抗艾滋病、抗肿瘤、抗氧化、降压、抗心律失常等。

秦皮是一味常用中药,始载于《神农本草经》,历代本草均有记载。药典中收录秦皮为本樨科白蜡树属植物白蜡树、苦沥白蜡树、尖叶白蜡树或宿柱白蜡树的干燥支皮或干皮,具有清热燥湿、清肝明目、收涩、止痢等功效。秦皮中含有多种香豆素类成分及皂苷、鞣质等,其中香豆素类主要有七叶苷、七叶内酯、秦皮苷及秦皮素等。七叶内酯具有抗菌、抗炎、止咳平喘、祛痰等作用,对细菌性痢疾、急性肠炎有较好治疗效果。秦皮中四种香豆素类成分的性质见表5-48-1,结构式如下:

七叶内酯　　　　　　七叶苷　　　　　　　秦皮素　　　　　　秦皮苷

七叶苷和七叶内酯均可在热乙醇中溶解,因此用沸乙醇对二者进行回流提取;七叶苷不溶于乙酸乙酯,而七叶内酯易溶于乙酸乙酯,因此可通过液液萃取的方法对二者进行分离。

表5-48-1　秦皮中香豆素化合物的性质

名　称	晶　形	熔　点	溶解性
七叶内酯 (秦皮乙素、七叶素)	黄色针晶	268～270℃	易溶于沸乙醇及冰乙酸,微溶于沸水、乙醇、乙酸乙酯,不溶于乙醚。
七叶苷 (马栗树皮苷)	白色粉末	204～206℃	溶于热水,可溶于乙醇,微溶于冷水,难溶于乙酸乙酯,不溶于乙醚、氯仿。

名　称	晶　形	熔　点	溶解性
秦皮素 （秦皮亭）	片状晶体	228℃	溶于乙醇及盐酸水溶液，微溶于乙醚和沸水。
秦皮苷 （白蜡树苷）	黄色针晶	205℃	微溶于冷水，易溶于热水及热乙醇，乙醚中不溶。

三、实验器材及试剂

1. 器材　500ml 圆底烧瓶，冷凝管，抽滤瓶，布氏漏斗，500ml 分液漏斗，1000ml 锥形瓶，250ml 锥形瓶，50ml 锥形瓶，层析缸，滤纸，玻璃棒。

2. 试剂　秦皮，乙醇，氯仿，乙酸乙酯，甲醇，异羟肟酸铁试剂[①]，乙酸。

四、实验步骤

（一）提取

取秦皮粗粉 200g，置于 500ml 圆底烧瓶中，加入 300ml 95%乙醇溶液回流提取 2h，过滤，滤渣再用同样方法重复提取一次，合并两次乙醇提取液，减压回收乙醇至膏状，得总提取物。

（二）七叶内酯和七叶苷的分离

用 50ml 蒸馏水加热溶解总提取物，倒入分液漏斗中，先以等体积氯仿萃取二次，再用等积的乙酸乙酯萃取 3 次，合并 3 次乙酸乙酯萃取液（七叶内酯被萃取出来，而七叶苷留在水中），减压蒸干溶剂，得残留物。

残留物加入甲醇加热溶解，加热浓缩至适量，放置 8h，即析出黄色晶体，抽滤得固体。加入甲醇反复进行重结晶，即得精制的七叶内酯。

乙酸乙酯萃取过的水层加热浓缩至适量，充分放置析晶，即有微黄色晶体析出。抽滤，用甲醇进行重结晶，即得精制的七叶苷。

（三）七叶内酯和七叶苷的鉴定

1. 显色反应

异羟肟酸铁反应：取精制的七叶苷和七叶内酯适量，分别置于两支试管中，先加入盐酸羟胺甲醇溶液 2～3 滴，再加 1%氢氧化钠溶液 2～3 滴，置于水浴上加热，冷却，再加盐酸调节 pH=3～4，最后加入 1%三氯化铁溶液 2 滴，观察并记录颜色变化。

2. 七叶内酯和七叶苷的薄层色谱

样品：自制七叶内酯和七叶苷的甲醇溶液。

---

①溶液 1：1mol/L 羟胺盐酸盐的甲醇溶液，新鲜配制。溶液 2：1.1mol/L 氢氧化钾甲醇溶液。溶液 3：三氯化铁 1g，加入 1%盐酸 100ml 溶解。应用时溶液 1、2、3 按次序滴加，或者 1、2 两液等量混合滴加后再滴加 3 液。

对照品：七叶内酯和七叶苷对照品的甲醇溶液。

色谱材料：预制硅胶板 GF$_{254}$。

展开剂：乙酸乙酯：甲醇：1%乙酸水溶液(7∶3∶0.1)。

显色：在紫外灯下观察暗斑；重氮化对硝基苯胺喷雾显色。

五、注意事项

(1)萃取时，不要剧烈振摇，以免产生乳化层。

(2)重结晶时要充分放置冷却，让固体尽可能全部析出。

六、思考题

(1)香豆素结构中有何特殊官能团？与之有关的鉴别反应有哪些？

(2)香豆素类化合物的提取方法有哪些？提取时应注意什么问题？

(3)分离香豆素苷和苷元的方法有哪些？

(4)香豆素的核磁共振氢谱有何特点？

(5)选用液液萃取法分离时，对待分离物质的溶解性能有何要求？

第六部分　综合性实验

药物化学综合性实验是学生在完成基础有机合成、药物合成和提取分离实验的基础上，综合运用所学知识和技能进行的药物制备实验。本部分选取了九个具有代表性的药物，包括解热镇痛药、非甾体抗炎药、喹诺酮类抗菌药、镇静催眠药、血管扩张药、局部麻醉药、β₂受体激动剂、磺胺类药物等常见药物的合成、精制与结构确证。通过本部分实验的学习，使学生能够对药物合成的全过程有一个全面的了解，使学生熟悉常用药物的合成路线，掌握药物合成的操作技能和分离提纯方法，学会使用各种波谱数据确定药物的结构，为从事新药研究奠定基础。

实验四十九　扑热息痛的制备

一、目的要求

(1)通过本实验中扑热息痛的制备，掌握乙酰化反应的基本原理和操作方法。

(2)掌握扑热息痛的精制方法，了解固体化合物精制的常用方法。

(3)采用红外光谱、紫外光谱、核磁共振氢谱、碳谱确证本品的结构，并对上述图谱进行解析，掌握结构表征的具体过程。

二、实验原理

扑热息痛属于乙酰苯胺类解热镇痛药，又名对乙酰氨基酚，化学名为 N-(4-羟基苯基)乙酰胺，主要用于治疗感冒、牙痛等症状，是全世界应用最广泛的药物之一。除此之外，还可用作合成药物扑炎痛的原料、有机合成的中间体及过氧化氢的稳定剂等。

扑热息痛为白色结晶或结晶性粉末，熔点 168～172℃，味微苦，无臭，易溶于乙醇和热水，丙酮中可以溶解，在石油醚和冷水中几乎不溶。如果长时间暴露在潮湿的空气中会被水解生成对氨基酚，经过氧化后，变成粉红色、棕色直至黑色。

本实验以对氨基酚为原料，乙酸作为酰化试剂，经乙酰化反应生成对乙酰氨基酚，反应式如下：

常作为乙酰化试剂的有乙酸、乙酐、乙酰氯等，其中乙酰氯的反应活性最强，乙酸活性最弱。使用乙酸作为酰化剂时，该反应为可逆反应，水的存在不利于正反应的进行，为使反应进行完全，必须要蒸除稀乙酸。

三、实验器材及试剂

1. 器材　温度计，搅拌子，回流冷凝管，100ml 三口瓶，电磁加热搅拌器，抽滤瓶，布氏漏斗，旋转蒸发仪，玻璃棒，100ml 烧杯，电炉，熔点测定仪。

2. 试剂　对氨基酚，冰乙酸，0.96mol·L^{-1} 亚硫酸氢钠溶液，活性炭。

四、实验步骤

(一)合成

将 10g 对氨基酚和 16ml 冰乙酸依次加入 100ml 三口瓶中,控制温度约 120~122℃,加热回流反应 1h。蒸除稀乙酸到反应体系内温 150℃，停止蒸馏，降温至 120℃，反应结束，向反应体系中加入 30ml 蒸馏水，振摇使其充分溶解后，再加入活性炭 1g，煮沸脱色 15min 之后，趁热过滤，冷却滤液到 5℃左右，充分析出结晶，过滤，得到扑热息痛粗品。

(二)精制

将(一)中的扑热息痛粗品转移到 100ml 烧杯中，先加入 40ml 蒸馏水，再加 0.96mol·L^{-1} 亚硫酸氢钠液 0.5ml，搅拌加热溶解后，加入活性炭 1g 煮沸脱色，脱色完毕后趁热抽滤。将滤液充分冷却至 5℃左右，析出晶体，抽滤干燥后，即得精制后的扑热息痛。如颜色深可重复脱色精制。

(三)结构确证

取经干燥的精制后的扑热息痛适量，进行红外光谱、紫外光谱、核磁共振氢谱、碳谱的测定，并对图谱进行解析以确证本品的结构。

五、注意事项

(1)反应过程中所用的仪器均需干燥后才可以使用。

(2)趁热过滤时所有的仪器需要进行预热，以防止抽滤过程中析出晶体造成阻塞。

(3)冰乙酸为腐蚀性较强的液体，使用时应注意安全。

六、思考题

(1)常用的乙酰化试剂有冰乙酸、乙酐、乙酰氯，试比较它们各自的优缺点，工业生产中为何常选用乙酸作为此反应的酰化试剂？

(2)扑热息痛进行精制时为什么选水为溶剂？操作时应注意哪些问题？

实验五十　贝诺酯的制备

一、目的要求

(1)通过实验了解拼合原理在药物化学中的应用。

(2)了解 Schotten-Baummm 反应以及酯化反应在药物化学结构修饰中的应用。

(3)通过乙酰水杨酰氯的制备，掌握无水操作技能。

二、实验原理

贝诺酯(又名扑炎痛，苯乐来)为一新型的解热镇痛抗炎药，是根据拼合原理由扑热息痛和阿司匹林形成的酯，可用于治疗感冒、发热、头痛、类风湿性关节炎及骨关节炎等。

拼合原理是指将两种药物的结构拼合在一个分子内，或将两者的药效基团兼容在一个分子内，新形成的分子可兼容两者的性质，强化各自的药理作用，减小各自的毒副作用，或使两者取长补短，发挥各自的药理活性，从而更好地协同地完成治疗过程。阿司匹林结构中含有羧基，有比较严重的胃肠道副作用，严重时可致胃肠道出血。利用扑热息痛的酚羟基在碱性条件下与之形成酯，既保留两者原有作用，又兼有协同作用，减小了副作用。

贝诺酯化学名称为 2-(乙酰氧基)苯甲酸-4-(乙酰氨基)苯酯，分子式为 $C_{17}H_{15}NO_5$，相对分子质量为 313.30。本品为白色结晶性粉末，无味，熔点 175～176℃，在水中不溶，热乙醇中可以溶解。

本实验第一步为阿司匹林与氯化亚砜在少量吡啶存在下进行羧羟基的氯代反应，生成乙酰水杨酰氯。第二步为对乙酰氨基酚在氢氧化钠作用下生成钠盐，之后与第一步中生成的乙酰水杨酰氯进行酯化反应，即可得到目标产物贝诺酯。

三、实验器材及试剂

1. 器材　温度计，搅拌子，回流冷凝管，100ml 三颈瓶，电磁加热搅拌器，抽滤瓶，布氏漏斗，旋转蒸发仪，玻璃棒，100ml 烧杯，电炉，熔点测定仪。

2. 试剂 阿司匹林，氯化亚砜，氯化钙，扑热息痛，氢氧化钠，无水丙酮，95%乙醇溶液。

四、实验步骤

(一) 乙酰水杨酰氯的制备

在装有搅拌子、温度计、回流冷凝管(上端连接氯化钙干燥管和尾气吸收装置)的 100ml 三口瓶中，先加入 6.8g 阿司匹林，再加入 3.8ml 氯化亚砜，开启搅拌，向反应体系中滴加吡啶一滴，置于油浴上缓缓加热，约 50min 将温度升高到 75℃，继续搅拌至无气体逸出(约需要 2~3h)，反应结束后，以水泵减压蒸除反应中过量的氯化亚砜，冷却得到乙酰水杨酰氯，加入无水丙酮 4.5ml，混匀密封备用。

(二) 贝诺酯的制备

在装有温度计、恒压滴液漏斗和搅拌子的 100ml 三口烧瓶中加入扑热息痛 6.5g，水 40ml，控制温度在 10~15℃，边搅拌边缓缓加入氢氧化钠溶液 13ml(2.5g 加水至 13ml)，之后降温至 8~10℃，缓缓加入(一)中制得的乙酰水杨酰氯无水丙酮液(约在 20min 滴加完毕)，调 pH=9~10 后，搅拌下于 20~25℃反应 1.5~2h，反应完毕，抽滤，用水洗至中性，干燥箱烘干，得粗品。粗品用 1:8 的 95%乙醇溶液重结晶，即得贝诺酯。熔点 175~176℃，收率 44%。

(三) 结构确证

取经干燥的贝诺酯适量，进行红外光谱、紫外光谱、核磁共振氢谱、碳谱的测定，并对图谱进行解析以确证本品的结构。

五、注意事项

(1)酰氯比较活泼，微量水分能使其分解，因此酰化反应所用仪器必须是干燥的。

(2)过量的氯化亚砜必须蒸馏干净，否则，残留的氯化亚砜将影响酯化反应的 pH、产品的色泽、熔点和收率。

(3)吡啶仅起催化作用，不得过量，否则，产品颜色变深。

(4)酰氯制备完毕，加入无水丙酮，混匀密闭，及时投料，不得放置过久，因乙酰水杨酰氯很不稳定，遇水、遇光甚至在空气中极易分解变质。

六、思考题

(1)什么是拼合原理？简述其在药物化学当中的应用。

(2)什么是酯化反应？了解其在药物化学结构修饰中的应用。

实验五十一 美沙拉秦的合成

一、目的要求

(1)通过实验掌握硝化、还原反应原理。
(2)熟悉硝化、还原反应的基本操作技能。
(3)了解水杨酸类抗炎药的构效关系。

二、实验原理

美沙拉秦是抗结肠炎药,为抗慢性结肠炎柳氮磺吡啶(SASP)的活性成分。疗效与 SASP 相同,适用于因副作用和变态反应而不能使用 SASP 的患者,国外已广泛用于治疗溃疡性结肠炎。又为抗结核药。化学名为 5-氨基-2-羟基-苯甲酸,化学结构式为:

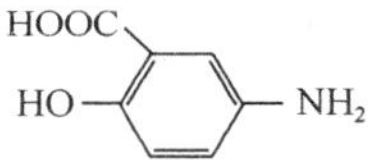

美沙拉秦对肠壁的炎症表现出显著的抑制作用,机理上主要是通过抑制引起炎症的前列腺素的合成以及炎性介质白三烯的形成,从而对肠黏膜的炎症表现出显著的抑制作用。不仅如此,对有炎症的肠壁的结缔组织效果更加明显。临床上主要用于溃疡性结肠炎、溃疡性直肠炎和克隆氏病。不良反应方面,可能出现轻度的胃部不适。使用时应注意以下几点:对水杨酸类药物以及本品的赋形剂过敏者忌用;肝肾功能不全患者慎用;妊娠及哺乳期妇女慎用;两岁以下儿童不宜使用。另外,与氰钴胺片同用,将影响氰钴胺片的吸收。并且,服药时要整粒囫囵吞服,绝不可嚼碎或压碎。

本品为灰白色结晶或结晶状粉末,微溶于冷水、乙醇,熔点 278~280℃。由水杨酸先硝化再用铁粉还原制得。

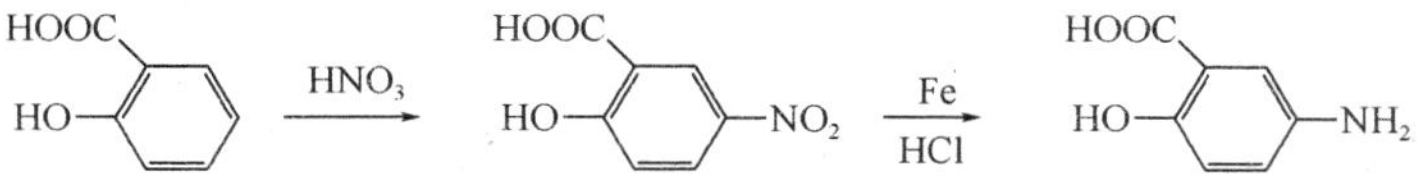

三、实验器材及试剂

1. 器材 250ml 三口瓶,滴液漏斗,冷凝管,集热式恒温磁力搅拌器,抽滤装置,温度计,干燥箱。

2. 试剂 水杨酸,浓硝酸,浓硫酸,铁粉,$10mol \cdot L^{-1}$ 氢氧化钠溶液,$4.1mol \cdot L^{-1}$ 硫酸,$8.8mol \cdot L^{-1}$ 氨水,连二亚硫酸钠(保险粉 $Na_2S_2O_4$),活性炭,pH 试纸(1~14)。

四、实验步骤

(一)5-硝基-2-羟基苯甲酸的制备(硝化反应)

在装有冷凝管(附有空气导管、安全瓶及碱性吸收池)、磁子、温度计和恒压滴液漏斗的 250ml 三口瓶中,加入水杨酸 21g、水 45ml,搅拌下升温至 70℃,缓缓滴加浓硝酸 18ml,保持反应温度在 70～80℃,滴毕,磁力搅拌下继续保温反应 1h。倒入 150ml 冰水中,静置 1h。抽滤,滤饼用水洗涤,得粗品,将粗品加入 220ml 水中加热至沸。待全部溶解,热过滤,滤液冰水浴冷却,抽滤,得淡黄色结晶。熔点 227～230℃。

(二)美沙拉秦的合成(还原反应)

在装有电动搅拌器、冷凝管及温度计的三口瓶中,加入水 60ml,升温至 60℃以上,加入浓盐酸 4.2ml,活化铁粉 4g,加热回流后,交替加入活化铁粉 6g 和 5-硝基-2-羟基苯甲酸 10g,加毕,继续保温搅拌 1h。反应毕,冷却至 80℃后,用 $10mol·L^{-1}$ 氢氧化钠溶液调至 pH 碱性,过滤,水洗,合并滤液和洗液,向其中加入保险粉 1.3g,搅拌,过滤,滤液用 $4.1mol·L^{-1}$ 硫酸调至 pH=2～3,析出固体,过滤,干燥,得粗品。向粗品中加水 100ml,浓硫酸 4.5ml 和活性炭少许,加热回流数分钟,趁热过滤,冷却,滤液用 $8.8mol·L^{-1}$ 氨水调至 pH=2～3,析出固体,抽滤,水洗,干燥,得精品,熔点 280℃。

五、注意事项

(1)硝化反应为放热反应,在滴加硝酸时,滴加速度要尽量慢,同时集热式恒温磁力搅拌器的温度控制要合适,以保持反应温度在 70～80℃为宜。

(2)硝化反应注意:①反应温度影响:温度适当时,反应速率会升高,因为反应物与产物在酸中溶解度大,溶液粘度降低,扩散良好,有利于硝化反应的进行。而温度太高时,易发生氧化、断键、多硝基化等副反应,其他副反应发生的机率也升高。②搅拌影响:反应热、硫酸稀释热迅速生成,而混酸的热容量比较小,局部过热会导致温度升高。故应控制温度,提高搅拌速度。

(3)铁粉活化的方法:将铁粉 10g,水 50ml,置 150ml 蒸发皿中,加浓盐酸 0.4ml,煮沸。用水以倾泻法洗至中性,置水中待用。

六、思考题

(1)简述硝化反应的机理。

(2)试述还原反应中铁粉活化的目的。

(3)水杨酸硝化生成 5-硝基水杨酸,为什么只在 5 位 C 上硝化而其他位点上的 H 不被取代呢?

实验五十二 氟哌酸的合成

一、目的要求

(1)通过本实验熟悉新药研发的基本过程。

(2)通过实际操作,了解各步反应的工艺、特点、机制,熟悉基本的操作要求、反应终点的控制。

(3)掌握各步反应中间体的质量控制方法。

二、实验原理

氟哌酸的化学名为 1-乙基-6-氟-1,4-二氢-4-氧-7-(1-哌嗪基)-3-喹啉羧酸,结构式如下:

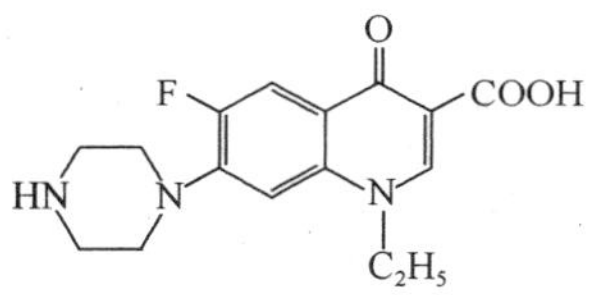

氟哌酸,又名诺氟沙星,微黄色针状晶体或结晶性粉末,熔点 216~220℃,几乎无臭,味微苦,微溶于水,具有两性化合物的特征,易溶于酸及碱。

氟哌酸作为一种安全有效,可供口服的广谱抗菌药物,临床上主要用于敏感菌所致的下列感染:①泌尿生殖道感染,包括尿路感染、急慢性肾盂肾炎、膀胱炎、前列腺炎、淋病等。其中栓剂及药膜主要用于敏感菌所致的细菌性阴道炎;小儿药粉主要用于由多重耐药且仅对本药敏感的细菌引起的儿童上、下泌尿道感染。②消化系统感染,包括伤寒及其他沙门菌属所导致的胃肠道感染及胆囊炎等。③呼吸道感染,比如急、慢性支气管炎急性发作、肺炎等。④还可用于皮肤科、五官科、产科及外科的感染性疾病。其中做成滴眼液或眼膏,可用于敏感菌所致的外眼感染(如角膜炎、结膜炎)、沙眼、新生儿急性滤泡性结膜炎等;另外,注射剂结膜下注射或口服制剂主要用于治疗眼内感染。做成软膏,可用于脓疱疮、足癣感染、湿疹感染、毛囊炎、疖肿等的治疗,还可控制烧伤肉芽创面感染,为下一步植皮创造条件。⑤还可作为腹腔手术的预防用药。

氟哌酸的制备方法很多,国际上,按不同原料、路线划分可有十几种,其中,我国工业生产以下列路线为主:

三、实验器材及试剂

1. 器材　集热式恒温磁力搅拌器，回流冷凝管，抽滤瓶，150ml 三口瓶，250ml 四口瓶，布氏漏斗，旋转蒸发仪，分液漏斗，玻璃棒，250ml 烧杯，干燥管，锥形瓶，温度计，水蒸气蒸馏装置。

2. 试剂　硝酸，浓硫酸，邻二氯苯，3，4-二氯硝基苯，二甲亚砜，无水氟化钾，铁粉，水，氯化钠，浓盐酸，原甲酸三乙酯，乙酐，无水碳酸钾，DMF，溴乙烷，活性炭，氢氧化钠，无水哌嗪，吡啶，氯化锌，硼酸，甲苯，丙酮，液状石蜡。

四、实验步骤

(一) 3，4-二氯硝基苯的制备

在装有回流冷凝管、温度计、恒压滴液漏斗的四口瓶中，磁力搅拌下加入硝酸 58g，水浴下滴加浓硫酸 88g，控制滴加速度，使温度保持在 50℃ 以下。滴加完毕，更换滴液漏斗，磁力搅拌下于 40～50℃ 内滴加邻二氯苯 39g，控制在 50min 内滴完，然后升温至 60℃，反应 2h，冷却，静置分层，分出上层油状液体倾入 5 倍量水中，搅拌，固化，放置 30min，抽滤，水洗至 pH=6～7，真空干燥，称重，计算收率。

(二) 4-氟-3-氯硝基苯的合成

在装有回流冷凝管、温度计、氯化钙干燥管的三口瓶中，加入 3，4-二氯硝基苯 46g、无水氟化钾 29g、无水二甲亚砜 88g，升温到 194～198℃，快速搅拌 1～1.5h，然后冷却至 50℃ 左右，一次加入 90ml 水，充分搅拌，倒入分液漏斗中，静置分层，分出下层油状物，进行水蒸气蒸馏，将固体产物抽滤，水洗至中性，真空干燥，得 4-氟-3-氯-硝基苯的淡黄色固体。

(三) 4-氟-3-氯苯胺的制备

在装有搅拌器、回流冷凝管、温度计的三口瓶中投入铁粉 56g、氯化钠 4.7g、水 175ml、浓盐酸 2.2ml，搅拌，100℃ 活化 10min，降温至 85℃，在快速搅拌下，先加入 4-氟-3-氯硝

基苯 16g，温度自然升至 95℃，10min 后再加入 4-氟-3-氯硝基苯 16g，于 95℃反应 2h，然后将反应液进行水蒸气蒸馏，馏出液中加入适量冰，使产品固化完全，抽滤，于 30℃下干燥，得 4-氟-3-氯苯胺，熔点 44～47℃。

(四) 乙氧基次甲基丙二酸二乙酯 (EMME) 的制备

在装有搅拌器、温度计、恒压滴液漏斗、蒸馏装置的四口瓶中，加入原甲酸三乙酯 85g，ZnCl$_2$0.11g，搅拌升温至 120℃，蒸出乙醇，降温至 70℃，于 70～80℃内滴加第二批原甲酸三乙酯 22g 及醋酐 6.5g，35min 内滴完，然后升温到 152～156℃，保温反应 2h。冷却至室温，将反应液倾入圆底烧瓶中，水泵减压回收原甲酸三乙酯。冷却到室温，油泵进行减压蒸馏，收集 120～140℃/666.6Pa 的馏分，得乙氧基次甲基丙二酸二乙酯。

(五) 7-氯-6-氟-1，4-二氢-4-氧喹啉-3-羧酸乙酯 (环合物) 的制备

在装有搅拌器、回流冷凝管、温度计的三口瓶中分别投入 4-氟-3-氯苯胺 18g、EMME 32g，快速搅拌下加热到 120℃，于 120～130℃反应 2h。放冷至室温，将回流装置改成蒸馏装置，加入液状石蜡 105ml，加热到 260～270℃反应 30min，回收反应中生成的乙醇，冷却到 60℃以下，抽滤，滤饼分别用甲苯、丙酮洗至灰白色，干燥，测熔点。熔点 297～298℃，计算收率。

(六) 1-乙基-7-氯-6-氟-1，4-二氢-4-氧喹啉-3-羧酸乙酯 (乙基物) 制备

在装有搅拌器、回流冷凝管、温度计、恒压滴液漏斗的 250ml 四口瓶中，加入环合物 30g、无水碳酸钾 37g、DMF150g，搅拌加热，于 70～80℃下，在 40～60min 内滴加溴乙烷 30g。滴加完毕，升温至 100～110℃反应 6～8h，反应完毕，减压回收 70%～80% 的 DMF，降温至 50℃左右，加入 240ml 水，析出固体，抽滤，水洗，干燥。粗品用乙醇重结晶，加入 4 倍量的乙醇，加热至溶解。稍冷，加入活性炭脱色 10min，趁热过滤，滤液冷却至 10℃析出晶体，抽滤，洗涤，干燥，得精品，测熔点，熔点 144～145℃。

(七) 1-乙基-7-氯-6-氟-1，4-二氢-4-氧喹啉-3-羧酸 (水解物) 的制备

在装有搅拌器、冷凝管、温度计的三口瓶中，加入 24g 乙基物以及 6.8%的碱液 81ml，加热至 95～100℃反应约 10min 至溶液澄清。反应毕，冷却至 50℃，加入水 130ml 稀释，浓盐酸调 pH=6，冷却至 20℃，抽滤，水洗，干燥，测熔点 (若熔点低于 270℃，需进行重结晶)，计算收率。重结晶，粗品加入 5 倍量上步回收的 DMF，加热溶解，加入活性炭脱色，抽滤，滤液冷却析晶，抽滤，洗涤，干燥，得精品。

(八) 氟哌酸的制备

在装有搅拌器、回流冷凝管、温度计的三口瓶中，投入水解物 1g、无水哌嗪 15.6g、吡啶 78g，回流反应 6h，冷却到 10℃，析出固体，抽滤，干燥得粗品，称重，测熔点，熔点 215～218℃。用 120ml 水将粗品溶解，用冰乙酸调 pH=7，抽滤，得精品，干燥，称重，测熔点，熔点 216～220℃，计算收率和总收率。

五、注意事项

(一)3,4-二氯硝基苯的制备

(1)本反应是用浓硝酸与浓硫酸进行混酸硝化,浓硫酸可以防止副反应的进行,并可以增加被硝化物的溶解度;硝酸生成 NO_2^+ 亲电试剂。

(2)本硝化反应需达到 40℃才能反应,低于此温度,滴加混酸会使混酸大量聚集,导致反应温度急剧升高,硝基苯可进一步硝化,生成许多副产物,因此应调节滴加速度控制反应温度在 40~50℃。

(3)3,4-二氯硝基苯的熔点只有 39~41℃,需低温干燥。

(二)4-氟-3-氯-硝基苯的合成

(1)该步反应是绝对无水反应,一切仪器及药品必须绝对无水,微量水会导致收率大幅下降。

(2)为保证反应液的无水状态,可在刚回流时蒸出少量二甲亚砜,将反应液中的微量水分带出。

(3)进行水蒸气蒸馏时,少量冷凝水就已足够,大量冷凝水会导致 4-氟-3-氯硝基苯固化,堵塞冷凝管。

(三)4-氟-3-氯苯胺的制备

(1)由于铁粉表面上有氧化铁膜,使用前需要先活化,铁粉粗细一般以 60 目为宜。

(2)铁粉密度较大,必须快速搅匀,否则会在烧瓶下部结块,影响收率,因此该反应需剧烈搅拌。

(3)水蒸气蒸馏应控制冷凝水的流速,防止 4-氟-3-氯苯胺固化,堵塞冷凝管。

(4)4-氟-3-氯苯胺的熔点较低,只有 40~43℃,因此需低温干燥。

(四)乙氧基次甲基丙二酸二乙酯(EMME)的制备

(1)本反应是一个缩合反应,用 Lewis 酸 $ZnCl_2$ 作为催化剂。

(2)减压蒸馏所需真空度要达 666.6Pa 以上,才可进行蒸馏操作,否则真空度小,蒸馏温度高,收率会下降。

(3)减压回收原甲酸三乙酯时亦可进行常压蒸馏,收集 140~150℃的沸点馏分。

(五)7-氯-6-氟-1,4-二氢-4-氧喹啉-3-羧酸乙酯(环合物)的制备

(1)本反应为无水反应,所有仪器应干燥,严格按无水反应操作进行,否则会导致EMME分解。

(2)环合反应温度控制在 260~270℃,为避免温度超过 270℃,可在将要达到270℃时减慢加热。反应开始后,反应液变黏稠,为避免局部过热,应快速搅拌。

(3)该环合反应是 Could-Jacobs 反应,考虑苯环上的取代基的定位效应及空间效应,3-位氯的对位远比邻位活泼,但也不能忽略邻位的取代。反应条件控制不当,便会按下式反应形成反环物。

为减少反环物的生成，应注意以下几点：①低温有利于反环物的生成，所以反应温度应快速升到260℃并保持在260～270℃。②加大溶剂用量可以降低反环物的生成，适宜的溶剂与反应物用量比为3∶1。③用二甲苯或二苯砜为溶剂可减少反环物的生成，但价格昂贵。

（六）1-乙基-7-氯-6-氟-1，4-二氢-4-氧喹啉-3-羧酸乙酯（乙基物）制备

（1）反应中所用DMF要预先进行干燥，少量水分对收率有很大影响，所用无水碳酸钾需炒过。

（2）溴乙烷沸点低，易挥发，为避免损失，可将滴液漏斗的滴管加长，插到液面以下，同时注意反应装置的密闭性。

（3）反应液加水的目的是将温度降至50℃左右，温度太高酯键易水解，过低产物会结块，不易处理。

（4）环合物在溶液中存在酮式与烯醇式的平衡，反应中会有少量乙基化合物生成，随主产物一起进入后续反应，生成6-氟-1，4-二氢-4-氧代-7-(1-哌嗪基)喹啉，成为氟哌酸中的主要杂质。不同的乙基化试剂，O-乙基化物生成量不同，采用溴乙烷时较低。

（5）洗涤滤饼时要将颗粒碾细，并用大量水冲洗，否则会有少量K_2CO_3残留。

（七）1-乙基-7-氯-6-氟-1，4-二氢-4-氧喹啉-3-羧酸（水解物）的制备

调pH之前粗略计算盐酸的用量，接近终点时，稀释盐酸，以防酸加入过量。

（八）氟哌酸的制备

（1）本反应为氮烃化反应，注意温度与时间对反应的影响。

（2）反应物的6位氟亦可与7位氯竞争性地参与反应，会有氯哌酸副产物生成。

六、思考题

（一）3，4-二氯硝基苯的制备

（1）请举出几种常用的硝化试剂并说明其各自的特点。

（2）请解释配制混酸是能否将浓硝酸加到浓硫酸中去？为什么？

(3)如何检查反应是否完全？

(二)4-氟-3-氯硝基苯的合成

(1)此步反应收率提高的关键是什么？

(2)如果反应时间延长会有什么样的结果？

(3)如何回收水溶液中的二甲亚砜？

(三)4-氟-3-氯苯胺的制备

(1)此反应所采用的催化剂是硅铁粉，如用纯铁粉效果怎样？

(2)试举出几种其他还原硝基化合物成胺的还原剂，并解释其各自特点。

(3)如何检测此反应的终点？此反应为何需分步投料？

(四)乙氧基次甲基丙二酸二乙酯(EMME)的制备

(1)试述减压蒸馏的注意事项，不按操作规程做的后果是什么？

(2)本反应所用的 Lewis 酸除 $ZnCl_2$ 外，还有那些可以替代？

(五)7-氯-6-氟-1，4-二氢-4-氧喹啉-3-羧酸乙酯(环合物)的制备

(1)请写出 Could-Jacobs 反应历程，并讨论何种反应条件有利于提高反应收率。

(2)此反应为高温反应，试列举几种高温浴装置，并写出安全注意事项。

(六)1-乙基-7-氯-6-氟-1，4-二氢-4-氧喹啉-3-羧酸乙酯(乙基物)制备

(1)请列举其他的乙基化试剂并简述其优缺点。

(2)该反应的副产物是什么？简述减少副产物的方法。

(3)采用何种方法可使溴乙烷得到充分合理的利用？

(4)如减压回收 DMF 后不降温，加水稀释，对反应有何影响？

(七)1-乙基-7-氯-6-氟-1，4-二氢-4-氧喹啉-3-羧酸(水解物)的制备

(1)本反应的副产物有哪几种，带入下一步反应会有什么后果？

(2)用浓盐酸调 pH 接近 6 时，溶液会有何变化？原因是什么？

(八)氟哌酸的制备

(1)本反应中吡啶有哪些作用？请指出本反应的优缺点。

(2)用水重结晶主要分离什么杂质？设计出几种其他的精制方法，并于本法比较。

(3)通过本实验编制一份工艺操作规程及工艺流程，并对本工艺路线作一评价。

实验五十三　巴比妥的合成

一、目的要求

(1)通过巴比妥的合成掌握巴比妥类药物的合成通法。

(2)掌握无水操作的实验方法。

二、实验原理

巴比妥类药物是一类作用于中枢神经系统的镇静药物，是环丙二酰脲(巴比妥酸)衍生物，该类药物通过阻断中枢神经系统上行激活系统，增强 GABA 介导的 Cl⁻内流，延长通道开放时间，引起超极化，降低大脑皮质细胞的兴奋性，达到镇静催眠和抗惊厥作用。构效关系表明该类药物的活性强度随 R_1、R_2 取代基以及 N 原子上 R_3 不同而表现出不同强度和不同作用时间，从轻度镇静到深度麻醉，还可用作抗焦虑、抗痉挛和安眠药。巴比妥类药物通常为结晶或晶性粉末，具有弱酸性、易水解的特性，并能与重金属离子形成络合物而显色，根据这一性质可用于其鉴别和含量测定。

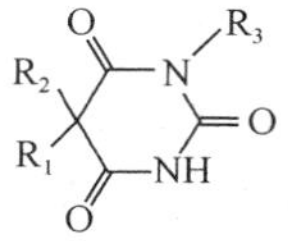

自 1903 年合成巴比妥，1912 年合成苯巴比妥并用于临床，至今已有近 2500 种巴比妥类化合物被合成和进行药理作用研究，目前约 50 种巴比妥类药物在市面上销售。

本实验合成的巴比妥又称鲁米那，为长效镇静催眠药，可抑制病人的紧张、烦躁、焦虑、失眠等精神过度兴奋状态，维持平静和安宁状态，主要用于失眠、焦虑、狂躁症的治疗。

巴比妥为白色结晶或结晶性粉末，分子式 $C_{12}H_{12}N_2O_3$，分子量 232.24，无臭，味微苦，熔点 189～192℃；难溶于水，易溶于沸水及乙醇，溶于乙醚、氯仿及丙酮；结构较为稳定，能抵抗一般性酸、氧化剂和还原剂，遇碱加热则开环并产生氨气。其化学名为5，5-二乙基巴比妥酸，合成方法是以丙二酸二乙酯为原料，在乙醇钠的催化下，与溴乙烷缩合，在丙二酸二乙酯的 α-碳上引入两个乙基，最后与脲素关环缩合而得巴比妥钠，经酸化得到巴比妥。

合成路线如下：

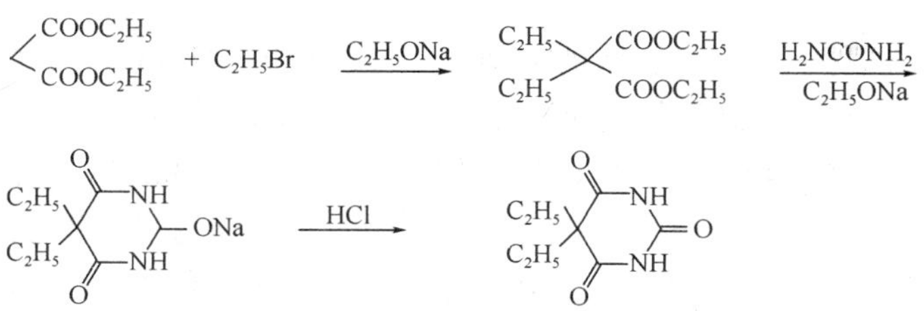

三、实验器材及试剂

1. 器材　温度计，搅拌子，锥形瓶，回流冷凝管，250ml 圆底烧瓶，250ml 三口瓶，电磁加热搅拌器，抽滤瓶，布氏漏斗，旋转蒸发仪，玻璃棒，干燥管，滴液漏斗，熔点仪。

2. 试剂　无水乙醇，金属钠，沸石，丙二酸二乙酯，邻苯二甲酸二乙酯，溴乙烷，乙醚，稀盐酸，活性炭。

四、实验步骤

(一) 绝对乙醇的制备

在装有球形冷凝器、氯化钙干燥管的 250ml 圆底烧瓶中加入无水乙醇 180ml，金属钠 2g，加入磁子，搅拌回流反应 30min。加入 6ml 邻苯二甲酸二乙酯，再回流 10min。反应完毕后，将回流装置改为蒸馏装置，蒸除前馏分。蒸馏至几乎无液滴流出为止，测量体积，计算回收率，密封贮存。

检验乙醇是否有水分的方法：取一支干燥试管，加入制得的绝对乙醇 1ml，之后加入少量无水硫酸铜粉末。如乙醇中含水分，则无水硫酸铜变为蓝色硫酸铜。

(二) 二乙基丙二酸二乙酯的制备

在装有搅拌子、恒压滴液漏斗、球形冷凝器和氯化钙干燥管的 250ml 三口瓶中，加入制备的绝对乙醇 75ml，分 3 次加入金属钠 6g。待反应不再剧烈时，开始搅拌，油浴加热反应（油浴温度不超过 90℃），金属钠消失后，经滴液漏斗加入丙二酸二乙酯 18ml，10～15min 内滴加完，然后回流 15min。控制油浴温度降到 50℃以下时，慢慢滴加溴乙烷 20ml，约 15min 加完，然后继续加热回流反应 2.5h。将回流装置改为蒸馏装置，蒸除乙醇（但不要蒸干），放冷，产品用 40～45ml 水溶解，转到分液漏斗中，分取酯层，水层以乙醚提取 3 次（每次用乙醚 20ml），合并酯与醚提取液，再用 20ml 水洗涤一次，醚液转移至 125ml 锥形瓶内，加无水硫酸钠 5g，放置。

(三) 二乙基丙二酸二乙酯的蒸馏

将上一步制得的二乙基丙二酸二乙酯乙醚液过滤，滤液蒸去乙醚。瓶内剩余液用装有空气冷凝管的蒸馏装置于砂浴上蒸馏，收集 218～222℃馏分（用预先称重的 50ml 锥形瓶接收），称重，计算收率，密封贮存。

(四) 巴比妥的制备

在装有搅拌、球型冷凝器和氯化钙干燥管、温度计的 250ml 三口瓶中加入绝对乙醇 50ml，分 3 次加入金属钠 2.6g，待反应缓慢时，开始搅拌。金属钠消失后，加入二乙基丙二酸二乙酯 10g，尿素 4.4g，加完后，加热使内温升至 80～82℃。停止搅拌，保温反应 80min（反应正常时，停止搅拌 5～10min 后，料液中有小气泡逸出，并逐渐呈微沸状态，有时较剧烈）。反应毕，将回流装置改为蒸馏装置。在搅拌下慢慢蒸去乙醇，至常压不易蒸出时，再减压蒸馏至液体全被蒸除。残渣用 80ml 水溶解，倒入盛有 18ml 稀盐酸（盐酸：水=1：1）的 250ml 烧杯中，调至 pH=3～4，析出晶体，抽滤，得粗品。

(五) 精制

粗品称重，置于 150ml 锥形瓶中，用水（水：粗品=16：1）加热使溶解，加入少量活性碳，脱色 15min 后趁热抽滤，滤液冷却至室温，析出白色结晶，抽滤，水洗，烘干，测熔点，计算收率。

五、注意事项

(1)本实验中所用仪器均需彻底干燥。

(2)取用金属钠时需用镊子，先用滤纸吸去黏附的油后，用小刀切去表面的氧化层，再切成小条。切下来的钠屑应放回原瓶中，切勿与滤纸一起投入废物缸内，并严禁金属钠与水接触，以免引起燃烧爆炸事故。

(3)内温降到50℃，再慢慢滴加溴乙烷，以避免溴乙烷的挥发及生成乙醚的副反应。

六、思考题

(1)制备无水试剂时应注意什么问题？为什么在加热回流和蒸馏时冷凝管的顶端和接收器支管上要装置氯化钙干燥管？

(2)对于液体产物，通常如何精制？本实验用水洗涤提取液的目的是什么？

(3)你所知道的巴比妥类药物的合成通法可以用于哪些巴比妥类药物的合成？

实验五十四 地巴唑的合成

一、目的要求

(1)熟悉合成杂环化合物的方法。
(2)掌握脱水反应的原理及其操作技术。

二、实验原理

地巴唑属于血管扩张药，对血管平滑肌有直接松弛作用，有舒张血管、降低血压及解除平滑肌痉挛和兴奋脊髓作用。可用于轻度的高血压和脑血管痉挛、心绞痛、胃肠道痉挛、妊娠毒血症、外周性面神经麻痹及脊髓灰质炎后遗症等。大剂量服用时可引起面部潮红、多汗、头晕、轻度头痛、恶心及血压下降。地巴唑化学名为 α-苄基苯并咪唑盐酸盐，化学结构式为：

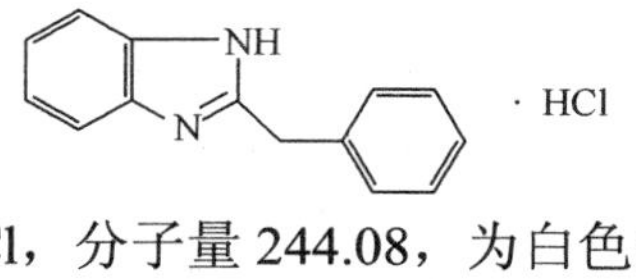

地巴唑分子式 $C_{14}H_{12}N_2 \cdot HCl$，分子量244.08，为白色结晶性粉末，无臭，味苦咸，水溶液遇石蕊试纸显中性反应。熔点182～186℃，易溶于热水或乙醇，微溶于冷水，几乎不溶于氯仿和苯。

作为全合成药物，先后出现几十种合成方法，其中大部分是以邻苯二胺为起始原料。

本实验首先将邻苯二胺与盐酸成盐，得到的邻苯二胺单盐酸盐再与苯乙酸环合，即得本品。

合成路线如下：

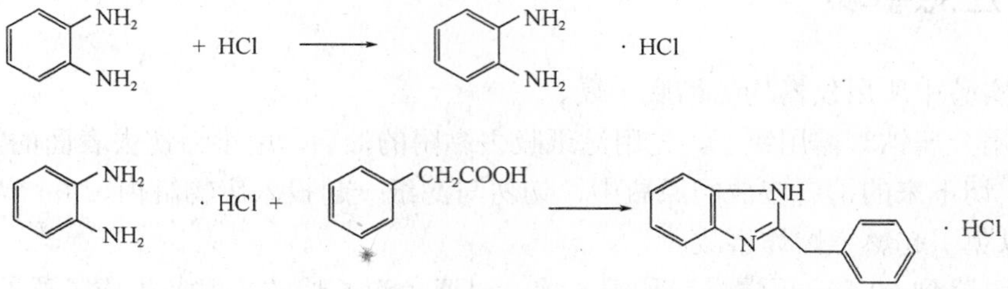

三、实验器材及试剂

1. 器材　温度计，搅拌子或搅拌器，锥形瓶，回流冷凝管，100ml 三口瓶，电磁加热搅拌器，抽滤瓶，布氏漏斗，旋转蒸发仪，玻璃棒，干燥管，50ml 烧杯，滴液漏斗，熔点仪。

2. 试剂　浓盐酸，邻苯二胺，活性炭，乙醇，苯乙酸，2.5mol·L^{-1}氢氧化钠溶液。

四、实验步骤

(一) 成盐

将 14ml 浓盐酸稀释至 22ml，取一半量加入 100ml 烧杯中，盖上表面皿，于石棉网上加热至近沸。加入邻苯二胺(重量比为邻苯二胺∶盐酸∶苯乙酸=1∶1.25∶1.3)，用玻璃棒不断搅拌，保持温度在 80～90℃。待固体完全溶解后，然后加入剩余的一半盐酸和活性炭 1.3g，维持温度 10min 并不断搅拌。反应完毕后，趁热抽滤，滤液冷却析晶，再抽滤，结晶用少量乙醇洗三次，抽干，干燥，得白色或粉红色针状结晶，即为邻苯二胺单盐酸盐。测熔点，计算收率。

(二) 环合

在装有搅拌子、温度计和蒸馏装置的 100ml 三口瓶中，加入苯乙酸适量(重量比为邻苯二胺∶盐酸∶苯乙酸=1∶1.25∶1.3)，砂浴加热，使内温达 99～100℃。待苯乙酸熔化后，在搅拌下加入上步所得邻苯二胺单盐酸盐。升温至 150℃开始脱水，随后缓慢升温，于 160～240℃反应 3h(大部分时间控制在 200℃左右)。反应毕，将反应液冷却到 150℃以下，趁热慢慢向反应液中加入 4 倍的沸水(按邻苯二胺单盐酸盐计算)，搅拌溶解，加活性炭脱色，趁热抽滤，将滤液立即转移到烧杯中，搅拌，冷却析晶(防止结成大块)，抽滤，用少量水洗晶体三次，得地巴唑盐基粗品。

(三) 地巴唑盐基的精制

取约为地巴唑盐基湿粗品 5.5 倍量的水于烧杯中，加热煮沸后投入地巴唑盐基粗品，加热溶解，用 2.5mol·L^{-1}氢氧化钠调 pH=9，冷却析晶，抽滤，用少量蒸馏水洗至中性，抽干，即得地巴唑盐基精品。

(四)成盐和精制

取约 1.5 倍量蒸馏水将地巴唑盐基湿品调成糊状，加热，冷却析晶，抽滤，结晶用盐酸调节 pH=4～5，使之完全溶解。加活性炭脱色，趁热抽滤，滤液冷却析晶，用蒸馏水洗三次，得地巴唑盐粗品。取约二倍量蒸馏水将地巴唑盐粗品加热溶解，加活性炭脱色，趁热抽滤，滤液冷却析晶。抽滤，用蒸馏水洗三次，抽干，干燥，测熔点，计算收率。

五、注意事项

(1)用盐酸溶解邻苯二胺时，温度过高所生成的邻苯二胺单盐酸盐颜色变深。由于单盐在水中溶解度较大，故所用仪器应尽量干燥。邻苯二胺单盐酸盐易被氧化成浅红色，干燥时应先在空气中吹去大部分溶剂，然后再置于红外灯下干燥。

(2)在环合反应过程中，气味较大，可将出气口导至水槽，温度上升速度视蒸出水的速度而定。开始由 160℃逐渐升至 200℃，较长时间维持在 200℃左右，最后半小时升至 240℃，但不得超过 240℃，否则邻苯二胺被破坏，产生黑色树脂状物，收率明显下降。

(3)在精制地巴唑盐基时，结晶用少量蒸馏水洗至中性的目的是洗去未反应的苯乙酸。

六、思考题

(1)在邻苯二胺单盐酸盐制备过程中，取 1/2 量盐酸加热接近沸腾，此时温度为何不宜过高？

(2)环合反应温度过高有何不利？原因是什么？

实验五十五　盐酸普鲁卡因的制备

一、目的要求

(1)通过局麻药盐酸普鲁卡因的合成，学习酯化、还原等反应的基本原理。

(2)了解利用水和二甲苯共沸的原理进行酯化脱水的操作过程。

(3)掌握盐酸普鲁卡因成盐的条件和用盐析法分离水溶性大的盐类的操作方法及其精制手段。

(4)熟悉表征化合物结构常用的方法，并采用红外光谱、紫外光谱、核磁共振氢谱、核磁共振碳谱对本品的结构进行确证。

二、实验原理

盐酸普鲁卡因是临床上最常用的局部麻醉药之一，作用较强，毒副作用较低，除用药过量引起中枢神经系统及心血管系统反应外，偶见过敏反应，用药前应作皮肤过敏试验。其代谢产物对氨基苯甲酸(PABA)能减弱磺胺类药物的抗菌效力。盐酸普鲁卡因作用于外周神经产生传导阻滞作用，依靠浓度梯度以弥散方式穿透神经细胞膜，在内侧阻断钠离子通道，使神经细胞兴奋阈值升高，丧失兴奋性和传导性，信息传递被阻断，因而具有良好的局部麻醉作用。临床上主要用于浸润麻醉、脊麻及阻滞麻醉。合成路线如下：

$$
O_2N-\!\!\!\!\bigcirc\!\!\!\!-COOH \xrightarrow[145℃,6h]{HOCH_2CH_2N(C_2H_5)_2,} O_2N-\!\!\!\!\bigcirc\!\!\!\!-COOCH_2CH_2N(C_2H_5)_2,
$$

$$
\xrightarrow[45℃,2h]{Fe,\ H_2O,\ HCl} H_2N-\!\!\!\!\bigcirc\!\!\!\!-COOCH_2CH_2N(C_2H_5)_2\cdot HCl \xrightarrow[10℃]{NaOH}
$$

$$
H_2N-\!\!\!\!\bigcirc\!\!\!\!-COOCH_2CH_2N(C_2H_5)_2 \xrightarrow[pH5.5]{HCl} \left[H_2N-\!\!\!\!\bigcirc\!\!\!\!-COOCH_2CH_2\overset{+}{N}H(C_2H_5)_2 \right] Cl^-
$$

其化学名为4-氨基苯甲酸-2-(二乙氨基)乙酯盐酸盐,白色细微针状结晶或结晶性粉末，无臭，味微苦，有麻痹感，熔点 154～157℃。易溶于水(1∶1)，略溶于乙醇(1∶30)，微溶于氯仿，几乎不溶于乙醚。其结构中含有酯基，化学稳定性较差，酸、碱和体内酯酶均能将其水解。随温度升高或 pH 增加，其水解速度也相应加快。芳伯氨基易氧化变色，制备注射剂时应调 pH=3.5～5.0,控制灭菌温度和时间，以 100℃ 流通蒸气灭菌 30min 为宜，安瓿通入惰性气体，加抗氧化剂，除金属离子或加入金属离子掩蔽剂，避光、密闭、放置阴凉处。上述几点在生产、贮藏过程中需特别注意。

三、实验器材及试剂

1. 器材　温度计，分水器，回流冷凝管，250ml 三口瓶，250ml 圆底烧瓶，电磁加热搅拌器，抽滤瓶，布氏漏斗，旋转蒸发仪，玻璃棒，搅拌子，机械搅拌器，搅拌桨。

2. 试剂　对硝基苯甲酸，β-二乙胺基乙醇，二甲苯，$0.8mol\cdot L^{-1}$ 盐酸溶液，$5mol\cdot L^{-1}$ 氢氧化钠溶液，铁粉，硫化钠，食盐，保险粉，$2.7mol\cdot L^{-1}$ 盐酸溶液。

四、实验步骤

(一)硝基卡因的制备

在装有温度计、分水器及回流冷凝管的 250ml 三口瓶中加入对硝基苯甲酸 15g、二甲苯 95ml 和沸石。在搅拌下，加入 β-二乙氨基乙醇 11g(12.5ml)，加热维持内温 144℃～146

℃，回流带水 6h。反应结束后，反应液放置冷却，析出固体。将上清液倾入另一个 250ml 圆底烧瓶中，在旋转蒸发仪上减压蒸除二甲苯。残余物以 $0.8mol \cdot L^{-1}$ 的盐酸溶解（约需 105ml），随后倒入反应所用的三口瓶中，与三口瓶中的固体合并，抽滤，滤去未反应的对硝基苯甲酸。滤液用 $5mol \cdot L^{-1}$ 的氢氧化钠液调至 pH=4.0～4.2，得硝基卡因溶液，供下步还原用。

（二）普鲁卡因的制备

在装有机械搅拌器（搅拌桨）、温度计的 250ml 三口瓶中，加入上步所得硝基卡因液，于 25℃充分搅拌并分次加入活化铁粉 35g（活化方法：取铁粉 35g 于烧杯中，加水 75ml、浓盐酸 1ml，加热至微沸，以倾泻法用水洗至中性，置水中保存待用），加毕，反应温度自动上升（控制温度 70℃以下），保持温度 40～45℃，反应 2h。抽滤，滤渣以少量水洗两次，洗液与滤液合并，以 $2.7mol \cdot L^{-1}$ 稀盐酸调至 pH=5，滴加饱和硫化钠溶液至 pH=7.8～8.0，以沉淀反应液中的铁盐。抽滤，滤液用少量稀盐酸调至 pH=6，加少量活性炭加热至 50～60℃脱色 10min，抽滤，少量水洗一次，滤液用冰水冷却至 10℃以下。继续用 $5mol \cdot L^{-1}$ 的 NaOH 溶液调节 pH=9.5～10.5，最终使普鲁卡因完全析出为止，抽滤，水洗 2 次，压紧抽干，供下步成盐用。

（三）盐酸普鲁卡因的制备

1. 成盐　将上步所得普鲁卡因置于干燥的小烧杯中，外用冰浴冷却，缓慢滴加浓盐酸至 pH=5.5。升温至 50℃，加精制食盐至饱和。随后加热到 60℃，加适量保险粉，继续升温至 65～70℃。趁热抽滤，滤液冷却至 10℃以下，析晶，抽滤，得盐酸普鲁卡因粗品。

2. 精制　取上步粗品置于洁净的小烧杯中，滴加蒸馏水并缓慢加热，最终使内温保持 70℃时恰好溶解，随后加保险粉适量，并于 70℃保温 10min，趁热抽滤。滤液静置自然冷却至有结晶析出，继续冰浴继续冷却使结晶完全。抽滤，用少量冷乙醇（0℃左右）洗涤，置于红外灯下干燥得盐酸普鲁卡因纯品，熔点 153～157℃。

3. 结构确证　取经干燥的纯品适量，测定红外光谱、紫外光谱、核磁共振氢谱、核磁共振碳谱，并解析图谱以确证本品的结构。

五、注意事项

（1）酯化所用的药品、仪器应预先干燥。因为酯化反应是可逆反应，故需利用水与二甲苯共沸的原理，将生成的水不断除去，以打破平衡，使酯化反应接近完全。

（2）残留量的二甲苯会影响硝基卡因的产品质量，故二甲苯必须除尽。

（3）铁粉活化的目的是除去其表面的氧化物以提高反应活性。

（4）用活化铁粉还原硝基的反应系放热反应，因此铁粉应分次加入，以免反应过于剧烈。注意反应过程中反应液的颜色变化为：绿—棕—黑。若反应液不转棕黑色，可能系反应尚未完全，可补加适量铁粉，继续反应一段时间。

（5）为了防止酸性过强，芳氨基成盐，成盐操作应严格控制 pH=5.5。

（6）因盐酸普鲁卡因水溶性较大，盐酸普鲁卡因精制步骤所用的仪器必须干燥，用水量

· 294 · 药学化学实验

亦需严格控制，否则影响产率。

(7)保险粉为强还原剂，可防止芳氨基被氧化，并可除去有色杂质以保证产品的色泽洁白；若用量过多，则使终产物含硫量不合格。

六、思考题

(1)在盐酸普鲁卡因的制备中，以对硝基苯甲酸为原料，为什么先进行酯化反应，然后再进行还原反应？能否先还原后酯化，即用对氨基苯甲酸为原料进行酯化？请解释原因。

(2)酯化反应中，采用二甲苯作溶剂的原因是什么？

(3)酯化反应完毕后，冷却除去的固体主要是什么成分？试解释该固体必须除去的原因。

(4)在铁粉还原过程中，为什么会发生颜色变化？试解释其反应机制。

(5)还原反应结束后，加入硫化钠的目的是什么？

(6)在盐酸普鲁卡因成盐和精制时，加入保险粉的目的是什么？试解释其原理。

实验五十六　琥珀酸喘通的合成

一、目的要求

(1)了解琥珀酸喘通的一般理化性质。
(2)熟悉拼合原理在药物结构修饰中的应用。

二、实验原理

止喘药喘通为 β_2 受体激动剂，但选择性低于沙丁胺醇，平喘作用较异丙肾上腺素强。口服后 15～30min 起效，约 1h 达最大作用，持续 4～6h。气雾吸入 5min 左右即可见哮喘症状缓解。本品有明显的支气管扩张作用，而对心脏的兴奋作用较弱，仅及异丙肾上腺素的 1/10～1/3。喘通可止喘并改善肺功能，对游离组织胺、乙酰胆碱等神经化学介质引起的支气管痉挛、哮喘样支气管炎和慢性支气管炎合并肺气肿等症有良好的缓解作用。但能使一些患者出现心悸，手颤等症状。盐酸喘通体内代谢快，12 小时即从尿中排除 80%～90%。为了克服以上副作用并使药效缓和而持久，依据文献中关于琥珀酸有平喘作用的报导，采用拼合原理将盐酸喘通制成琥珀酸喘通。

琥珀酸喘通化学名为 1-(2-氯苯基)-2-异丙氨基乙醇丁二酸盐。为无色透明的菱形结晶，无臭，味微苦。极易溶于水，易溶于乙醇，难溶于乙醚、丙酮。熔点 171.5～173℃。

合成路线如下：

三、实验器材及试剂

1. 器材　水泵，抽滤瓶，布氏漏斗，熔点测定仪，50ml 量筒，100ml 量筒。

2. 试剂　盐酸喘通，琥珀酸钠。

四、实验步骤

称取盐酸喘通 4.5g，溶于 5～7ml 水中，置水浴中温热，制成饱和溶液。另称取琥珀酸钠 4.9g 溶于 5ml 水中，制成饱和溶液。随后在不断搅拌下，将盐酸喘通溶液加入琥珀酸钠溶液中，慢慢析出琥珀酸喘通盐结晶，抽滤，结晶用 10ml 水分两次快速洗涤，干燥，计算收率并测定熔点。

五、注意事项

盐酸喘通、琥珀酸喘通均极易溶于水，故反应中要严格控制用水量。

六、思考题

最后一步琥珀酸喘通的晶体为何要用水洗涤？洗涤操作为何需快速？

实验五十七　磺胺醋酰钠的合成

一、目的要求

(1) 通过本实验，掌握磺胺类药物的一般理化性质。

(2) 熟悉利用理化性质的特点来实现分离提纯的目的。

(3) 通过本实验操作，了解乙酰化反应的原理。

二、实验原理

磺胺醋酰钠为短效磺胺类药物，具有广谱抑菌作用。因与对氨基苯甲酸竞争细菌的二氢叶酸合成酶，使细菌叶酸代谢受阻，无法获得所需嘌呤和核酸，致细菌生长繁殖受抑制。本品对大多数革兰氏阳性和阴性菌有抑制作用，尤其对溶血性链球菌、肺炎双球菌、痢疾杆菌敏感，对葡萄球菌、脑膜炎球菌及沙眼衣原体也有较好抑菌作用，对真菌也有一定的抑制作用。用于结膜炎、角膜炎、泪囊炎、沙眼及其他敏感菌引起的眼部感染，也用于沙眼和衣原体感染的辅助治疗，霉菌性角膜炎的辅助治疗，以及眼外伤、结膜、角膜及内眼手术的前、后预防感染。

本品水溶液呈中性，刺激性小，滴眼后穿透力强，药物可渗入眼部晶体及眼内组织而达较高浓度，30%溶液滴眼，经 5min 后角膜的药物浓度可达 0.1%，角膜上皮缺损时，眼内吸收增加，房水药物浓度高达 0.95mg·ml^{-1}。对磺胺类药物过敏者禁用；细菌对本品易产生耐药性，尤其当剂量不足、用药不规则时；对氨基苯甲酸与二氢叶酸合成酶的亲和力大于磺胺醋酰钠，因而使用时应有足够的剂量与疗程；因脓液与坏死组织含大量对氨基苯甲酸，可减弱磺胺醋酰钠的作用，局部感染用药时应先清创排脓；普鲁卡因等可代谢产生对氨基苯甲酸的药物可减弱磺胺醋酰钠的作用，不宜同时使用。

本品为白色结晶性粉末，无臭，味微苦。本品在水中易溶，在乙醇中略溶。熔点181～184℃。合成路线：

三、实验器材及试剂

1. 器材 三口瓶，电磁加热搅拌器，温度计，球形冷凝管，布氏漏斗，抽滤瓶，250ml烧杯，100ml 烧杯，玻璃棒。

2. 试剂 磺胺，乙酸酐，（5.6mol·L^{-1}、19.3mol·L^{-1}、5mol·L^{-1}、10mol·L^{-1}）氢氧化钠溶液，（10mol·L^{-1}、2.7mol·L^{-1}）盐酸溶液，活性炭。

四、实验步骤

（一）磺胺醋酰的制备

在装有搅拌子、温度计和球形冷凝管的 100ml 三口瓶中，加入磺胺 17.2g，5.6mol·L^{-1}氢氧化钠溶液 22ml，开动搅拌，于油浴上加热至 50～55℃。待磺胺溶解后，滴加乙酸酐3.6ml 和 19.3mol·L^{-1}氢氧化钠溶液 2.5ml。随后每隔 5min，交替加入 19.3mol·L^{-1}氢氧化钠溶液 2ml 和乙酸酐 2ml，重复 5 次（共计 19.3mol·L^{-1}氢氧化钠溶液 10ml 和乙酸酐 10ml）。加料期间反应条件维持内温 50～55℃及 pH=12～13；加料完毕后继续保持该温度反应30min。

反应完毕后，停止搅拌，将反应液倾入 250ml 烧杯中，加水 20ml 稀释。用 10mol·L^{-1}

盐酸调节 pH=7，于冰水浴中放置 30min，并不时搅拌以析出固体。抽滤，用适量冰水洗涤滤饼。洗液与滤液合并后用 10mol·L^{-1} 盐酸调节 pH=4～5，冰水浴冷却 15min，抽滤，得白色粉末。

将上述白色粉末用 3 倍量 2.7mol·L^{-1} 盐酸溶解并搅拌，尽量使单乙酰物成盐酸盐溶解，抽滤除不溶物。

滤液加入少量活性炭（质量分数 5%～10%），室温脱色 10min。抽滤，滤液用 10mol·L^{-1} 氢氧化钠调节 pH=5，析出磺胺醋酰，抽滤，压干。测熔点（熔点 181～184℃）。若产品熔点不合格，可用热水（1：15）精制。

(二)磺胺醋酰钠的制备

将上步得到的磺胺醋酰称重后置于 50ml 烧杯中，于 90℃热水浴上滴加计算量的 5mol·L^{-1} 氢氧化钠至溶液 pH=7～8。此时固体应恰好溶解，若有较多不溶物，则加入极少量水促进溶解。趁热抽滤，滤液转移至小烧杯。冰盐浴中冷却至 0℃以下，析出结晶，抽滤，压干，称重并计算收率。

五、注意事项

(1)在此实验过程中需用到多种浓度的氢氧化钠溶液，切勿用错导致实验失败。

(2)滴加醋酐和氢氧化钠溶液是交替进行，每滴完一种溶液，让其反应 5min 后，再滴加另一种溶液。滴加速度以逐滴滴下为宜，以使反应液始终保持 pH=12～13，否则收率将会降低。

(3)用 10mol·L^{-1} 盐酸调节 pH=7 时析出的固体不是产物，产物存在于溶液中。pH=4～5 时析出的固体才是产物。

(4)反应后处理过程中溶液 pH 的调节是实验能否成功的关键步骤。

(5)最后一步中 5mol·L^{-1} 氢氧化钠溶液的用量须严格按计算量滴加。

六、思考题

(1)磺胺类药物有哪些化学性质？

(2)酰化液处理的过程中，pH=7 时析出的固体是什么？pH=4～5 时析出的固体是什么？2.7 mol·L^{-1} 盐酸中的不溶物是什么？

(3)反应中溶液碱性过强导致磺胺较多，磺胺醋酰次之，双乙酰产物较少；而碱性过弱导致双乙酰产物较多，磺胺醋酰次之，磺胺较少。为什么？

第七部分　设计性实验

设计性实验是由教师提出实验目标，由学生自行设计实验方案并加以实施的实验方法。通过设计性实验，既能考查学生对理论知识的理解程度和实验技能，又能培养学生严谨的科学作风、科学的思维方式和勇于探索的创新意识，同时还能提高学生独立思考问题、分析问题和解决问题的能力。

实验五十八　新鲜蔬菜中胡萝卜素的提取及分离

一、实验要求

胡萝卜素包括 α-，β，γ-胡萝卜素三种异构体，广泛存在于有色的蔬菜和水果中，其中以 β-胡萝卜素含量最多，一般所说的胡萝卜素多指 β-胡萝卜素。胡萝卜素属四萜类化合物，分子中存在高度共轭的多烯结构，具有良好的抗氧化和解毒性能。尤其是 β-胡萝卜素，是合成维生素 A 的前体，是维护人体健康不可缺少的营养元素。请设计实验，从新鲜蔬菜中提取 β-胡萝卜素，并进行纯化和鉴定。

二、实验器材及试剂

1. 器材　色谱柱（20mm×700mm），薄层板，旋转蒸发仪，毛细管，展开缸，铁架台，锥形瓶，烧杯，滴液漏斗，量筒，玻璃棒，研钵，滴管，剪刀，脱脂棉，铅笔。

2. 试剂　80～100 目柱色谱硅胶，石英砂，色谱用氧化铝，石油醚，乙醇，丙酮，乙酸乙酯，无水 Na_2SO_4，$MgSO_4$，$0.1mol \cdot L^{-1} AgNO_3$，pH 试纸，$\beta$-胡萝卜素标准品，新鲜蔬菜（菠菜）。

三、设计提示

(1) β-胡萝卜素易溶于有机溶剂而难溶于水，可用有机溶剂从植物中提取，得到胡萝卜素的提取液后，再用柱色谱、薄层色谱进行分离和鉴定。

(2) 胡萝卜素因含有许多双键，易被氧化变色，分离后需立即鉴定。

(3) β-胡萝卜素的定性定量分析也可用分光光度法进行。

实验五十九　未知有机化合物的鉴定

一、实验要求

(1)鉴别淀粉、水杨酸、尿素、苯酚、苯甲酸。
(2)鉴别乙醇、乙醛、丙酮、酒石酸、甲酸。
(3)鉴别丁醛、三氯甲烷、异丁醇、水。
(4)鉴别乙酰乙酸乙酯、乙酸乙酯、苯、苯乙酮。
(5)鉴别萘、苦味酸、草酸。

二、实验器材及试剂

1. 器材　阿贝折射仪，微量法测沸点装置，熔点测定装置。
2. 试剂　$3mol \cdot L^{-1}$ H_2SO_4，$2mol \cdot L^{-1}$ HCl，$2mol \cdot L^{-1}$ 氨水，$0.1mol \cdot L^{-1}$ $KMnO_4$，$0.5mol \cdot L^{-1}$ KOH，$0.5mol \cdot L^{-1}$ $CuSO_4$，$0.5mol \cdot L^{-1}$ NaOH，$0.1mol \cdot L^{-1}$ $AgNO_3$，$0.1mol \cdot L^{-1}$ $FeCl_3$，饱和 $NaHCO_3$ 溶液，浓硝酸，冰乙酸，亚硝酰铁氰化钠，溴水，饱和石灰水，2,4-二硝基苯肼，饱和草酸溶液，品红亚硫酸饱和溶液，碘水，红色石蕊试纸，pH 试纸，卢卡斯试剂。

三、设计提示

(1)可以根据化合物的折射率、熔点和沸点等物理常数选择适当的仪器进行鉴定，也可以根据各物质的特征化学反应进行鉴定。
(2)固体样品可先取少量做溶解性试验，然后再进行其他性质实验；液体样品可直接用滴管吸取进行试验，一般不需要稀释。
(3)需要大量样品进行的实验如脱羧反应，应在其他实验完成后进行，以免浪费试剂。

实验六十　黄连中盐酸小檗碱的提取分离与鉴定

一、实验要求

黄连具有清热燥湿、清心除烦、泻火解毒的功效。黄连的有效成分主要是生物碱，包括小檗碱、巴马丁、黄连碱，甲基黄连碱、药根碱、表木兰碱等。其中以小檗碱含量最高，含量约为 10%，且以盐酸盐的状态存在于黄连中。请设计实验，从黄连中提取盐酸小檗碱，并进行分离鉴定。

二、实验器材及试剂

1. 器材 电子天平，烧杯，锥形瓶，量筒，滴定管，漏斗，减压抽滤装置，硅胶薄层板，展开缸，滤纸。

2. 试剂 黄连药材，浓盐酸，浓硫酸，氧化钙，氯化钠，无水乙醇，氢氧化钠，丙酮，氯仿，甲醇，95%乙醇溶液，氨水，pH 试纸。

三、设计提示

(1)小檗碱为黄色针状结晶，熔点 145℃，溶于冷水(1:20)，微溶于冷乙醇(1:100)，易溶于热水和热乙醇，微溶或不溶于苯、氯仿和丙酮。其硝酸盐和氢碘酸盐极难溶于水；盐酸盐微溶于冷水，较易溶于沸水；其硫酸盐和枸橼酸盐在水中溶解度较大。可根据小檗碱的硫酸盐水溶性较大，盐酸盐水溶性较差的性质，结合盐析法进行纯化。利用生物碱的特征显色反应进行产品的鉴别。

(2)提取黄连的硫酸水溶液浓度不要太高。如果硫酸浓度过高，小檗碱会转变成溶解度较小的重硫酸小檗碱。

(3)在纯化过程中，盐酸小檗碱冷却时易析出，故应趁热抽滤或保温过滤。

实验六十一 烟酸的制备

一、实验要求

烟酸又名尼克酸、抗癞皮病因子。化学名为吡啶-3-甲酸，也称维生素 B₃ 或维生素 PP，属于 B 族维生素，是人体必需的 13 种维生素之一。广泛存在于动、植物组织中，但多数含量较少。植物性食品中最富含的为酵母、花生及豆类。动物性食品中烟酸含量较高，如肝、肾、瘦肉等。烟酸除了食物来源外，亦可由色氨酸转化而来。烟酸可用于防治糙皮病，也可用作血管扩张药，并大量用作食品和饲料的添加剂。烟酸作为医药中间体，可用于烟酰胺、尼可刹米及烟酸肌醇酯的生产。请设计实验，制备烟酸，并进行分离提纯。

二、实验器材及试剂

1. 器材 球形冷凝管，三口烧瓶，尾接管，布氏漏斗，抽滤瓶，圆底烧瓶，温度计，恒温磁力搅拌器。

2. 试剂 3-甲基吡啶，高锰酸钾，浓盐酸。

三、设计提示

(1)烟酸为无色针状结晶，熔点 236~239℃，耐热，能升华，能溶于水(约 1.7g/100ml)，易溶于沸水和沸醇，不溶于丙二醇、氯仿和碱溶液，不溶于醚及脂类溶剂。烟酸化学性质较稳定，酸、碱、氧化剂、光或加热条件下不易被破坏。

（2）化学氧化剂如高锰酸钾、浓硝酸、过氧化氢等氧化取代吡啶可得到烟酸。

（3）可根据烟酸在不同溶剂中的溶解性以及在沸水中溶解性好，冷水中溶解性差的性质进行分离提纯。

实验六十二　盐酸丁咯地尔的制备

一、实验要求

盐酸丁咯地尔是一种具有多种药理学作用的血管活性药物，主要用于外周血管病如雷诺氏病，血栓性脉管炎，间歇性跛行，脑血管供血不足等症状。请设计实验制备盐酸丁咯地尔，并对其结构进行表征。

二、实验器材及试剂

1. 器材　球形冷凝管，三口烧瓶，尾接管，布氏漏斗，抽滤瓶，圆底烧瓶，温度计，恒温磁力搅拌器。

2. 试剂　间苯三酚，硫酸二甲酯，1，3，5-三溴苯，甲醇钠，4-氯丁酰氯，无水三氯化铝，吡咯烷。

三、设计提示

（1）盐酸丁咯地尔化学名为 4-(1-吡咯烷基)-1-(2，4，6-三甲氧基苯基)-1-丁酮盐酸盐，为方棱形或片状结晶（乙醇或甲醇），熔点 230～231℃。易溶于甲醇、乙醇和丙酮，微溶于氯仿，难溶于水、石油醚和苯，其化学结构为：

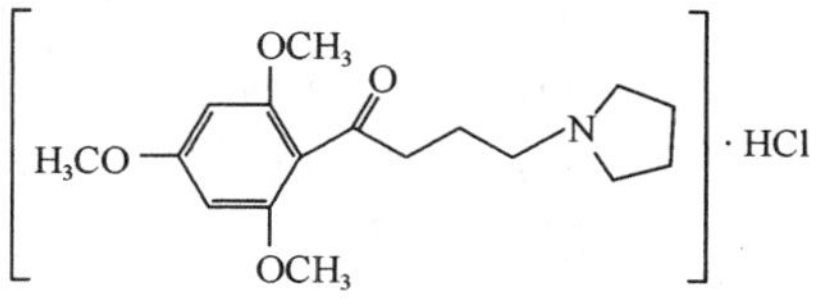

（2）醇和酚与碘甲烷或硫酸二甲酯反应，可制备甲基醚，卤代烃与甲醇钠反应也可制备甲基醚。

（3）傅克酰基化反应，可在芳环上引入酰基。

附 录

附录 1 常见有机化合物的物理常数

名 称	相对密度	熔 点	沸 点	折射率	溶解度		
					水 中	乙醇中	乙醚中
乙醛	0.7834_4^{18}	−121	20.8	1.3316	∞	∞	∞
甲醛	0.815^{-20}	−92	-21	1.3746	s	s	∞
丁醛	0.817	−96	74.7	1.3843	7.1^{25}	∞	∞
苯甲醛	1.0415	−26	178.1	1.5463	0.3	∞	∞
丙酮	0.7899	−95.35	56.2	1.3588	∞	∞	∞
苯乙酮	1.0281	19.7	202.3	1.5372	i	s	s
环己酮	0.9478	−16.4	155.65	1.4507	s	s	s
甲酸	1.220	8.4	100.8	1.3714	∞	∞	∞
乙酸	1.0492	16.6	117.9	1.3716	∞	∞	∞
苦味酸	1.00	122.5	300.0		i；热 s	s	s
苯甲酸	1.2659	122.4	249.6	1.5040	$0.21^{17.5}$	46.6^{15}	66^{15}
草酸	1.90	(α)189.5 (β)182	升华＞100	1.4556	100^{20}，120^{100}	s	微溶
水杨酸	1.443	159 升华	211^{20}	1.565	0.16^4，2.6^{75}	46.6^{15}绝对	50.5^{15}
乙酸酐	1.082	−73.1	140.0	1.3901	冷 12；热分解	∞；热分解	∞
苯胺	1.0217	−6.3	184.1	1.5863	3.6^{18}	∞	∞
乙酰苯胺	1.219^{15}	114.3	304	1.5860	0.56^6	21^{20}，46^{60}	7^{25}
尿素	1.3230	133	分解	1.4840	100^{17}；热∞	20^{20}	难溶
苯	0.8787	5.5	80.1	1.5011	0.07^{22}	绝对∞	∞
甲苯	0.8669	−95	110.6	1.4961	i	绝对∞	∞
硝基苯	1.2037	5.7	210.8	1.5562	0.19^{20}	s	∞，∞苯
萘	1.162	80.1	217.9		i	热∞	∞
氯仿	1.4832	−63.5	61.7	1.4459	0.82^{20}	∞	∞
四氯化碳	1.5940	−22.99	76.54	1.4601	难溶	s	i
苄氯	1.1002	−39	179.3	1.5391	i	∞	∞，∞ 氯仿
叔丁醇	0.7887	25.5	82.2	1.3878	∞	∞	∞
甘油	1.2613	20	290	1.4746	∞	∞	i
异戊醇	0.8092	−117.2	128.5	1.4053	2^{14}	∞	∞
乙醇	0.7893	−117.3	78.5	1.3611	∞	∞	∞

名称	相对密度	熔点	沸点	折射率	溶解度		
					水 中	乙醇中	乙醚中
甲醇	0.7914	−93.9	65	1.3288	∞	∞	∞
异丙醇	0.7855	−89.5	82.4	1.3776	∞	∞	∞
正丁醇	0.8098	−89.5	117.2	1.3993	9^{15}	∞	∞
异丁醇	0.806	−108	108.1	1.3396	10^{15}	∞	∞
乙醚	0.7138	−116.2	34.5	1.3526	7.5^{20}	∞	∞，∞ 氯仿
正丁醚	0.7689	−95.3	142.2	1.3992	<0.05	∞	∞
环氧乙烷	0.8824	−111	13.5	1.3597	s	s	s
苯酚	1.0576	43	181.75	1.5509^{21}	$8.2^{15}；∞^{63}$	∞	∞
呋喃	0.9514	−85.65	31.36	1.4214	难溶	s	s
四氢呋喃	0.8892	−108.56	67	1.4050	s	s	s
吡啶	0.9819	−42	115.5	1.5095	∞	∞	∞
乙酸乙酯	0.9003	−83.6	77.06	1.372 3	8.5^{15}	∞	∞
丙二酸 二乙酯	1.0551	−48.9	199.3	1.4139	2.08^{20}	∞	∞
乙酰乙酸 乙酯	1.0282	<−80	180.8	1.419 8	13^{17}	∞	∞，∞ 氯仿
咖啡碱	1.2000	235	升华 178		45.6	53.2	375

注：折射率：如未特别说明，一般表示为 n_D^{20}，即以钠光灯为灯源，20℃时所测得的 n 值。

相对密度：如未特别说明，一般表示为 d_4^{20}，即表示物质 20℃时相对于 4℃水的相对密度。气体的相对密度表明物质对空气的相对密度。

沸点：如不注明压力，指常压(101.3kPa，760mmHg)下的沸点。

溶解度：数字为每 100 份溶剂中溶解该化合物的份数。右上角的数字为摄氏温度。s：可溶，i：不溶，∞：混溶(可以任意比例相溶)。

附录2　常用显色剂配制方法

一、通用显色剂

1. **磷钼酸试剂**　5%磷钼酸乙醇溶液。
2. **硫酸试剂**　5%浓硫酸乙醇溶液。
3. **碘试剂**　碘。
4. **高锰酸钾试剂**　0.5g 高锰酸钾溶于 100ml 蒸馏水中。
5. **荧光素-溴**　0.1g 荧光素溶于 100ml 乙醇中，5g 溴溶于 10ml 四氯化碳中。

二、生物碱检出试剂

1. 改良的碘化铋钾试剂(Dragendorff 试剂)　7.3g 碘化铋钾，先加冰乙酸 10ml，再加蒸馏水 60ml。

2. 碘化汞钾(Mayer 试剂)　氯化汞 1.36g 和碘化钾 5g 各溶于 20ml 蒸馏水中，混合后加水稀释至 100ml。

3. 碘-碘化钾(Wagner 试剂)　1g 碘和 10g 碘化钾，加入 50ml 水加热溶解，加入 2ml 乙酸，最后用水稀释至 100ml。

4. 苦味酸试剂　1g 苦味酸溶解 100ml 蒸馏水中。

5. 硅钨酸试剂　5g 硅钨酸溶解于 100ml 蒸馏水中，再加盐酸少量调节 pH=2 左右。

6. 鞣酸试剂　1g 鞣酸，先加入 1ml 乙醇溶解，再加蒸馏水至 10ml。

三、糖类检出试剂

1. α-萘酚-浓硫酸（Molisch 试剂）
溶液 1：α-萘酚 1g，加入 10ml 乙醇溶解。
溶液 2：浓硫酸。

2. 碱性酒石酸铜(Fehiling 试剂)　分溶液 1 和溶液 2，应用时等量混合。
溶液 1：酒石酸钾钠 34.6g 和氢氧化钠 10g，加入 100ml 水溶解。
溶液 2：结晶硫酸铜 6.23g，加入 100ml 水溶解。

3. 苯胺-邻苯二甲酸试剂　苯胺 0.93g，邻苯二甲酸 1.66g，加入水饱和正丁醇 100ml 溶解。

4. α-去氧糖显色试剂
(1)三氯化铁冰乙酸（Keller-Kiliani 试剂）
溶液 1：1%三氯化铁溶液 0.5ml，加冰乙酸至 100ml。
溶液 2：浓硫酸。
(2)呫吨氢醇冰乙酸（Xanthydro 试剂）：10mg 呫吨氢醇用 100ml 冰乙酸（含 1%的盐酸）溶解。

四、香豆素类检出试剂

1. 异羟肟酸铁试剂
溶液 1：1mol/L 羟胺盐酸盐的甲醇溶液，新鲜配制。
溶液 2：1.1mol/L 氢氧化钾甲醇溶液。
溶液 3：三氯化铁 1g，加入 1%盐酸 100ml 溶解。
应用时溶液 1、2、3 按次序滴加，或者 1、2 两液等量混合滴加后再滴加 3 液。

2. 开环-闭环试剂
溶液 1：1%氢氧化钠溶液。
溶液 2：2%盐酸溶液。

3. 4-氨基安替比林-铁氰化钾试剂(Emerson 试剂)
溶液 1：2%的 4-氨基安替比林乙醇溶液。
溶液 2：8%铁氰化钾水溶液。

五、蒽醌类检出试剂

1. 氨气　薰后颜色加强。

2. 硼酸试剂　1%硼酸水溶液。

3. 乙酸镁试剂　0.5%乙酸镁甲醇溶液。

4. 氢氧化钾试剂　10%氢氧化钾甲醇溶液。

六、黄酮类检出试剂

1. 硼氢化钾（钠）试剂

溶液1：1%～2%硼氢化钾或硼氢化钠的异丙醇溶液（现用现配）。

溶液2：浓盐酸。

2. 三氯化锑试剂　2.5%的三氯化锑甲醇溶液。

3. 三氯化铝试剂　1%或5%三氯化铝甲醇溶液。

4. 盐酸镁粉试剂　浓盐酸和镁粉。

5. 乙酸镁试剂　2%乙酸镁甲醇溶液。

6. 碱式乙酸铅试剂　饱和碱式乙酸铅（或饱和乙酸铅）水溶液。

7. $ZrClO_2$-枸橼酸试剂

溶液1：2% $ZrClO_2$ 甲醇液。

溶液2：2%枸橼酸甲醇液。

七、萜类、甾体类检出试剂

1. 乙酐-浓硫酸试剂(Liebermann-Burchard 试剂)　乙酐和浓硫酸。

2. 香草醛-浓硫酸试剂　0.5g香草醛用100ml硫酸-乙醇（4∶1）溶解，或者5%香草醛浓硫酸液。

3. 氯仿-浓硫酸试剂(Salkowski 试剂)　氯仿和浓硫酸。

4. 三氯化锑(Carr-Price)试剂　25g三氯化锑用75g氯仿溶解（或者用氯仿或四氯化碳的饱和溶液），使用之前加入1/10量的氯化亚砜。

5. 五氯化锑试剂　五氯化锑和氯仿（或四氯化碳）以1∶4的比例混合，现用现配。

6. 三氯乙酸试剂　三氯乙酸与乙酸1∶2的混合溶液。

7. 间二硝基苯试剂　2%间二硝基苯乙醇液，14%氢氧化钾乙醇液，使用前等量混合，现用现配。

八、氨基酸类检出试剂

1. 茚三酮试剂　0.3g茚三酮用100ml正丁醇溶解，再加入乙酸3ml；或者0.2g茚三酮用100ml乙醇或丙酮溶解。

2. 双缩脲试剂(Biuret 试剂)　1%硫酸铜溶液和40%氢氧化钠溶液等量混合。

九、强心苷检出试剂

1. 亚硝基铁氰化钠-氢氧化钠试剂（Legal 试剂）

溶液1：吡啶。

溶液2：0.5%亚硝基铁氰化钠溶液。

溶液3：10%氢氧化钠溶液。

2. 碱性苦味酸试剂（Baljet 试剂）

溶液1：1%苦味酸水溶液。

溶液2：10%氢氧化钠溶液。

3. 3，5-二硝基苯甲酸试剂(Kedde 试剂)　2%的3，5-二硝基苯甲酸甲醇液和1mol/L氢氧化钾甲醇溶液，用前等量混合。

4. 苦味酸试剂　0.9g 苦味酸，用 25ml 甲醇溶解后，再加入 2.5ml 1%氢氧化钠溶液，最后加蒸馏水稀释至 50ml。

十、酚类和鞣质类检出试剂

1. 三氯化铁试剂　1%～5%三氯化铁的水溶液或醇溶液。

2. 铁铵明矾试剂　硫酸铁铵结晶 lg，用 100ml 蒸馏水溶解。

3. 氯化钠明胶试剂　1g 明胶，10g 氯化钠，用 100ml 蒸馏水溶解。

十一、有机酸检出试剂

1. 溴酚蓝显色剂　溴酚蓝或溴甲酚绿 0.04g，用 100ml 乙醇溶解，再用 0.4%的氢氧化钠溶液调至微碱性。

2. 吖啶试剂　5mg 吖啶，用 100ml 乙醇溶解。

3. 甲红指示剂　0.1g 甲红，用 100ml 乙醇溶解。

附录 3　重要的手性药物拆分方法

　　药物的立体结构与生物活性密切相关。含手性中心的药物，其对映体之间的生物活性往往有很大的差异。研究表明药物立体异构体药效差异的主要原因是他们与受体结合的差异。近年来人们对光学异构体间的药效有了长足的认识，以单一异构体供药用已引起各方面的重视，今后的新药研制将日益朝着单一对映体药物的方向发展。对映异构体的药物一般可以通过不对称合成或拆分方法得到。然而就目前医药工业生产而言，尚未有成熟的不对称合成方法用于药物的大量生产，因此，拆分仍然是获得手性药物的重要方法。常用的手性药物的拆分方法与拆分原理包括：

一、交叉诱导结晶拆分法

　　在外消旋体的饱和溶液中加入其中一种纯的单一光学异构体(左旋或右旋)结晶，使溶液对这种异构体成过饱和状态，然后在一定温度下该过饱和的旋光异构体优先大量析出结晶，迅速过滤得到单一光学异构体。再往滤液中加入一定量的消旋体，则溶液中另一种异构体达到饱和，经冷却过滤后得到另一个单一光学异构体，经过如此反复操作，连续拆分便可以交叉获得左旋体和右旋体。这种方法的优点是不需用光学拆分剂，因此原料消耗少、成本低。而且该法操作较简单、所需设备少、生产周期短、母液可套用多次、拆分收率高。但该法仅适用于两种对映体独立存在的外消旋体的拆分，并且外消旋体的溶解度应比任何一种对映体的大，对大部分只含一个手性碳原子的互为对映体的光学异构药物，无法用此种方法进行拆分。

二、化学拆分法

　　对映异构体一般都具有相同的理化性质，用重结晶、分馏、萃取及常规色谱法不能分离。而非对映异构体的理化性质有一定差异，因此利用消旋体的化学性质，使其与某一光学活性化合物(即手性拆分剂)作用生成两种非对映异构体的盐或其他复合物，再利用它们物理性质(如溶解度)和化学性质的不同将两者分开，最后把拆分剂从中分离出去，便可得到单一对映体。拆分成功的关键是选择合适的拆分剂。适用于这类光学拆分方法的外消旋体有酸、碱、醇、酚、醛、酮、酰胺及氨基酸等。目前国内外大部分光学活性药物，均用此法生产。

三、生物拆分法

酶的活性中心是一个不对称结构，这种结构有利于识别消旋体。在一定条件下，酶只能催化消旋体中的一个对映体发生反应而成为不同的化合物，使外消旋体中的一个光学异构体优先酶解，而另一个难酶解，后者被保留而达到分离的目的。随着酶固定化、多相反应器等新技术的日趋成熟，越来越多的酶已用于外消旋体的拆分

四、手性分离色谱法

手性分离色谱法是采用色谱技术(TLC、GC 和 HPLC)分离测定光学异构体药物的有效方法。由于许多药物的对映体(enantiomer)之间在药理、毒理乃至临床性质方面存在着较大差异，有必要对某些手性药物进行对映体的纯度检查。利用气相色谱和液相色谱可以测定光学异构体纯度，进行实验室少量样品制备，推断光学异构体的构型和构象等。色谱法是目前手性药物分析和分离中应用最广最有效的方法之一。

主要参考文献

曹观坤. 2008. 药物化学实验技术. 北京：化学工业出版社.

陈锋，王宏光. 2013. 有机化学实验. 北京：冶金工业出版社.

郭春. 2007. 药物合成反应实验. 北京：中国医药科技出版社.

孔祥文. 2011. 有机化学实验. 北京：化学工业出版社.

刘玮炜. 2012. 药物合成反应实验. 北京：化学工业出版社.

谭睿. 2011. 天然药物化学实验. 成都：西南交通大学出版社.

唐玉海. 2010. 有机化学实验. 北京：高等教育出版社.

王军. 2007. 天然药物化学实验教程. 广州：中山大学出版社.

王俊儒，马柏林，李炳奇. 2007. 有机化学实验. 北京：高等教育出版社.

王洋. 2012. 药物化学实验指导. 上海：复旦大学出版社.

吴立军. 2011. 天然药物化学实验指导. 北京：人民卫生出版社.

吴玉兰，陈正平. 2011. 有机化学实验. 武汉：华中科技大学出版社.

徐萍. 2010. 药物化学实验教程. 北京：北京大学医学出版社.

徐文方. 2010. 药物化学实验方法学. 北京：人民卫生出版社.

姚映钦. 2011. 有机化学实验. 第3版. 武汉：武汉理工大学出版社.

尤启冬. 2008. 药物化学实验与指导. 北京：中国医药科技出版社.

张永红. 2013. 天然药物化学实验指导. 厦门：厦门大学出版社.

周志高，蒋鹏举. 2005. 有机化学实验. 北京：化学工业出版社.